LA CURE
DE
BARÈGES

LE CLIMAT ET LES EAUX MINÉRALES

INDICATIONS ET CONTRE-INDICATIONS

PAR

le Docteur I. BÉTOUS

MÉDECIN-CONSULTANT A BARÈGES

Lauréat de la Faculté de Paris

Membre de la Société d'Hydrologie médicale, etc.

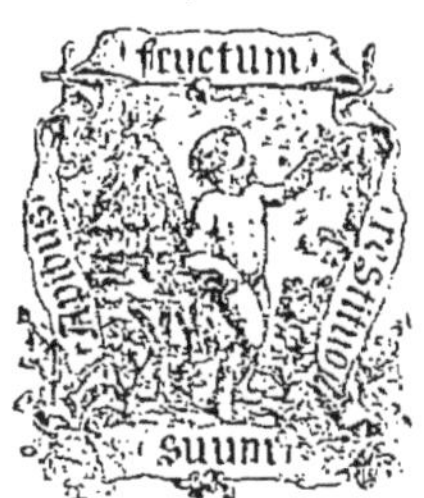

PARIS

SOCIÉTÉ D'ÉDITIONS SCIENTIFIQUES

PLACE DE L'ÉCOLE-DE-MÉDECINE

4, — Rue Antoine-Dubois, — 4

1895

LA CURE

DE

BARÈGES

DU MÊME AUTEUR :

ÉTUDE SUR LE TABES DORSAL SPASMODIQUE. — Paris, A. Delahaye.

(Récompensé par la Faculté de Médecine de Paris)

—

TRAITEMENT, PAR LES EAUX DE BARÈGES, DES MYÉLITES CHRONIQUES ET PARTICULIÈREMENT DE LA PARALYSIE INFANTILE. — Paris, O. Doin.

—

En préparation :

TRAITÉ DES EAUX THERMALES DE BARÈGES

LA CURE

DE

BARÈGES

LE CLIMAT ET LES EAUX MINÉRALES

INDICATIONS ET CONTRE-INDICATIONS

PAR

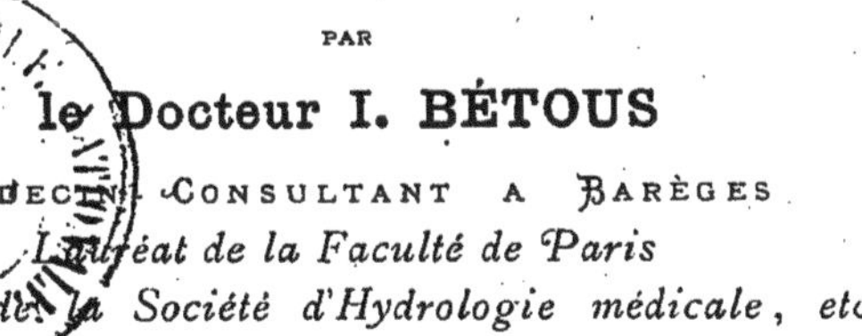

le Docteur I. BÉTOUS

MÉDECIN-CONSULTANT A BARÈGES

Lauréat de la Faculté de Paris

Membre de la Société d'Hydrologie médicale, etc.

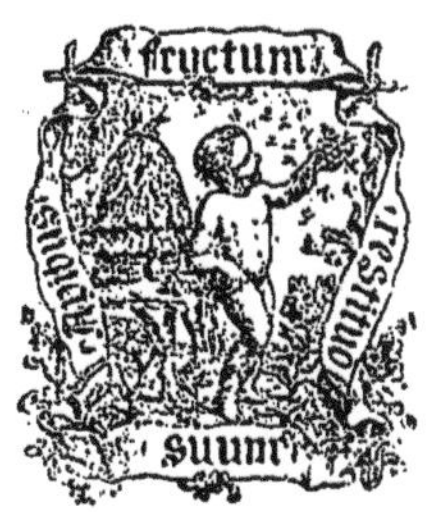

PARIS

SOCIÉTÉ D'ÉDITIONS SCIENTIFIQUES

PLACE DE L'ÉCOLE-DE-MÉDECINE

4, — Rue Antoine-Dubois, — 4

1895

AVANT-PROPOS

Si les Eaux thermales de Barèges appartiennent, par leur composition élémentaire, à la grande famille des sulfureuses que l'on rencontre dans toute la chaîne des Pyrénées, elles se distinguent de leurs congénères par les effets curatifs qu'elles produisent. Une observation de près de trois siècles a surabondamment fait ressortir cette action toute spéciale des fontaines barègeoises, et elle a progressivement conduit les praticiens qui exerçaient auprès d'elles à noter avec précision les cas dans lesquels l'emploi de ces eaux était utile ou nuisible. De cette expérience prolongée est sorti aussi un mode d'emploi tout particulier qui contribue aux bons résultats qu'on en retire.

Malheureusement, beaucoup de médecins n'ont pas assez présentes à l'esprit les indications bien précises de la cure de Barèges, qu'ils ont fini par mettre au rang des eaux banalement sulfureuses comme on en rencontre tant dans la région des Pyrénées : oubliant que les propriétés physiques, la composition chimique de ces eaux minérales, ainsi que le climat tout spécial résultant d'une altitude de plus de 1.240 mètres, mettent cette station thermale à part de ses similaires.

La publicité quelque peu bruyante qui s'est faite autour de villes d'eaux d'organisation récente, peut-être aussi certaines idées théoriques mises en vogue depuis quelques années, ont pu contribuer à détourner l'attention du monde médical de cette cure de Barèges que les résultats si sûrs et si remarquables, obtenus depuis des siècles, auraient dû mettre à l'abri de l'indifférence et de l'oubli.

Je pense qu'il est bon de remettre en évidence ce qu'est Barèges et ce qu'il doit être. Je crois être ainsi de quelque utilité aux médecins en leur rappelant nettement les états pathologiques qu'ils y peuvent envoyer avec la certitude presque complète d'un bon effet à obtenir; et aussi aux malades qui, instruits de l'action puissante des eaux et du climat de cette station, n'iront pas demander vainement ailleurs une guérison qu'ils n'y sauraient trouver.

C'est ce que j'ai essayé de faire dans ce travail, résultat d'une pratique thermale, à Barèges, de plus de quinze ans. A défaut de tout autre mérite, il aura au moins celui d'être sincère et de bonne foi.

I

LE CLIMAT ET LES EAUX MINÉRALES

BARÈGES & SON CLIMAT

La station thermale de Barèges est située sur la rive gauche du Bastan, affluent du Gave de Pau, qui descend impétueusement des flancs du Tourmalet, au fond d'une vallée étroite, presque un ravin, que les eaux du torrent ont creusée par affouillement dans les débris glaciaires descendus des montagnes latérales.

Barèges est constitué par une longue rue en pente, bordée de maisons, anciennes pour la plupart, bâties à l'époque où le luxe effréné des constructions des villes d'eaux récentes n'était pas encore de mise. Beaucoup d'entre elles ont cependant bon aspect, quelques-unes même affectent des prétentions architecturales. L'installation intérieure de ces maisons, sans être luxueuse, est confortable, et les malades y trouvent, tant dans les habitations particulières que dans les hôtels, un logement commode et surtout une table excellente.

Cette question de chambre et de nourriture a une grande importance dans les résultats de la cure : surtout quand elle doit être, comme à Barèges, d'une assez longue durée. Il faut, en effet, que le malade retrouve dans sa nouvelle résidence un peu du bien-être qu'il a laissé chez lui; sans cela, le dégoût et l'ennui s'emparent de lui, amenant un état d'âme qui retentit fâcheusement sur l'état physique.

De nombreux cafés, un casino où une bonne troupe donne des représentations durant la saison, où l'on fait de la musique et où l'on trouve aussi l'inévitable tapis vert, offrent des distractions à ceux qui n'aiment pas les promenades charmantes que l'on peut faire dans le voisinage, ou ne sont pas en état de les parcourir.

Les monuments publics, édifices assez récents, sont de fort belle apparence. L'Hôpital militaire, très vaste construction qui peut recevoir à la fois plus de 400 officiers et soldats, fait face à l'Établissement thermal. Au-dessus, dominant toutes les maisons, sur la lisière d'un magnifique bois de hêtres qui couvre les flancs de la montagne au midi, s'élève l'Hospice civil destiné aux malades indigents qui viennent prendre les eaux.

Depuis quelques années, grâce aux travaux de reboisement des montagnes pratiqués par l'administration des forêts, le paysage de Barèges s'est avantageusement modifié; des prairies verdoyantes et des bois de belle venue ont recouvert progressivement les éboulis et les pentes dénudées qui attristaient le regard; sans être riant, l'aspect des environs de la localité plaît à l'œil et séduit même bien des personnes. Ceux qui aiment la montagne la trouvent, dans la vallée du Bastan et de ses affluents, dans toute sa splendeur; peu de spectacles égalent cette admirable vue de la vallée de Luz, avec le promontoire de Saint-Justin au premier plan et, au fond, le massif de l'Ardiden dressant majestueusement sa crête comme taillée à l'emporte-pièce. Quand les rayons du soleil ou les reflets de la lune éclairent le creux des ravins ou la saillie des roches, il s'y produit des effets de lumière qui enthousiasment les moins sensibles aux beautés de la nature.

Les calculs de l'Etat-Major établissent que le seuil des thermes de Barèges est situé à 1.240 mètres au-dessus du niveau de la mer (1). Cette altitude élevée, ainsi que la situation dans une vallée étroite, resserrée entre deux chaînes de

(1) Barèges est donc la station thermale la plus élevée de France, après les Escaldas (Pyrénées-Orientales), qui sont à 1.350 mètres d'altitude.

montagnes, donnent à cette station thermale un climat tout particulier, ne correspondant nullement à la latitude du lieu. L'influence du milieu atmosphérique sur la santé générale et sur le traitement des maladies est considérable. Mieux peut-être que partout ailleurs, on constate à Barèges combien l'heureuse intervention de ce puissant modificateur de l'organisme constitue un adjuvant utile de la cure thermale.

Pendant les quatre mois de la saison thermale, juin, juillet, août et septembre, la moyenne de la pression barométrique à Barèges est de 668 millimètres. L'eau y bout à 95° 5; humidité moyenne, 68; tension moyenne de la vapeur d'eau, 8° 95.

La moyenne générale de la température de l'été est de 15° centigrades. Le mois le plus chaud est juillet.

Juin	moyenne.	14°
Juillet.	—	17°
Août	—	16°
Septembre . . .	—	14°
Maximum général de la saison.		30°
Minimum	—	2°

La température moyenne de Barèges correspond donc à celle du mois de mai dans le Sud-Ouest de la France : c'est-à-dire du mois le plus agréable de l'année. C'est, en effet, un printemps permanent que l'été dans cette région. Le voyageur qui vient de quitter la plaine brûlée par le soleil de la canicule est agréablement surpris de trouver, en arrivant dans la vallée du Bastan, des gazons d'une verdeur printanière émaillés de mille fleurs.

De par même son altitude, Barèges se trouve placé près de la région moyenne des nuages. Aussi les brouillards n'y sont pas rares, du moins les brouillards élevés, c'est-à-dire s'arrêtant aux plateaux qui surplombent la station. Malgré cela, le temps est généralement beau en juillet et août, variable et souvent pluvieux en juin. Le mois de septembre, malgré ses journées un peu raccourcies et ses matinées fraîches, y est généralement magnifique. Pendant la saison thermale le nombre de jours de pluie est, en moyenne, de 9 jours par mois. A Toulouse, il pleut 12 jours par mois pendant l'été. Mais si la pluie tombe moins souvent à Barèges, la quantité d'eau pluviale est beaucoup plus grande Il grêle rarement dans le fond de la vallée ; mais, à la suite des orages, on voit souvent le sommet des montagnes environnantes, blanc d'une couche de grêlons. La neige arrive peu souvent, en été, jusqu'à la localité elle-même ; mais il n'est pas rare de voir, aux premiers jours de juin et à la fin de septembre, les cimes des montagnes qui la dominent blanches de neige. Quand elle se montre à la suite de la pluie, c'est le présage du retour du beau temps.

La direction même de la vallée ne la rend accessible qu'aux vents d'Est ou du Sud. Le vent d'Est, ou du Tourmalet, annonce le beau temps. Le vent du Sud ou d'Espagne est généralement très chaud : c'est le siroco qui arrive par la gorge de Gavarnie, se réfléchit sur les montagnes de Luz pour rebondir dans la vallée du Bastan.

En somme, l'été à Barèges est un véritable printemps, jamais les chaleurs n'y atteignent cette intensité qui les rendent intolérables dans le midi de la France, et il y fait aussi beau que dans toute la région du Sud-Ouest.

Il ne faudra cependant pas que le baigneur perde de vue que Barèges possède un climat de montagne, et par conséquent sujet aux variations brusques de température. Aussi devra-t-il se vêtir en conséquence. Il imitera l'habitant de ces régions élevées dont l'habit est toujours de grosse bure, même en plein été. Il devra donc se munir de vêtements d'hiver. Si, pendant les journées de chaleur, on éprouve le besoin de s'habiller légèrement, il faudra avoir soin de revêtir des effets plus chauds dès que le soleil décline à l'horizon. On a remarqué depuis longtemps, à cette hauteur, que les rayons du soleil étaient plus chauds qu'à une altitude moindre, mais, en revanche, qu'il fait plus froid à l'ombre.

On a prétendu (Leudet, Caulet, — Société d'hydrologie) que l'atmosphère pyrénéenne est molle, tiède et sédative. Cela dépend de l'altitude. A des hauteurs moyennes, comme celles des Eaux-Bonnes ou de Saint-Sauveur, on peut constater l'effet sédatif. Mais avec des élévations de plus de 1.000 mètres, il n'en est pas ainsi. Aussi le climat de Barèges est éminemment tonique, stimulant et reconstituant. Sous son influence, l'appétit se réveille, le sommeil est meilleur et plus réparateur. Les fonctions générales de l'organisme s'accomplissent mieux. Sous l'action d'un air plus vif, d'un soleil plus clair et d'une lumière plus intense, la peau devient plus colorée et la vigueur physique augmente. Ces heureux effets sont très manifestes chez les personnes épuisées par une cause quelconque et dont les chaleurs de l'été ont encore aggravé l'état.

Malgré les changements brusques de température et la fréquence relative des brouillards, il est à constater que les personnes faisant usage des eaux s'enrhument rarement ou du moins que les rhumes persistent fort peu.

Aux avantages que l'organisme retire de l'air, de la lumière et de la température, viennent s'ajouter les effets de l'altitude forte. A cette hauteur, la pression atmosphérique est naturellement diminuée. Si l'on compte, qu'en moyenne, la pression supportée par le corps humain est de 1.500 kilogrammes lorsque le baromètre marque 0m 76, cette pression sera réduite à 1.280 kilogrammes au niveau de Barèges. Les gaz et les humeurs contenus dans le corps auront donc de la tendance à prendre plus d'élasticité, il surviendra dans l'intimité de l'organisme comme un allègement : on exécute facilement, dans la montagne, des courses qu'on aurait accomplies avec difficulté dans la plaine.

La densité de l'air se trouvant diminuée, pour introduire dans le poumon la quantité d'oxygène nécessaire, les inspirations deviennent plus fréquentes. Comme conséquence de l'exercice exagéré du poumon, la cage thoracique augmente de capacité. Armieux, qui recueillit sur ce fait un grand nombre d'observations prises sur les infirmiers de l'hôpital militaire, a constaté un accroissement notable du volume de la poitrine, en moyenne 2 centimètres après 4 mois de séjour à cette altitude.

Cette suractivité vitale, provoquée par l'habitation sur les lieux élevés, influe considérablement sur les phénomènes intimes de la nutrition. Les sécrétions urinaire et sudoripare subissent une forte excitation, surtout si l'action physiologique des eaux minérales vient s'ajouter aux effets de l'altitude elle-même. Par suite, l'économie se trouve débarrassée plus rapidement des déchets organiques ou des éléments morbides qui l'encombrent.

Le professeur VIAUD (de Bordeaux) a constaté, sur des animaux mis en expérience au sommet du Pic-du-Midi, une augmentation considérable de globules rouges, ainsi que l'accroissement de l'embonpoint et de la vigueur. Dans une communication récente à la Société de biologie, P. REGNARD a indiqué l'influence de l'altitude sur la formation de l'hémoglobine. Cet expérimentateur a constaté que sous l'action de l'air raréfié dans un appareil, sous une dépression correspondant à 2.000 mètres d'élévation, après un séjour d'un mois, le sang d'un animal arrivait à absorber 21 centimètres cubes pour cent d'oxygène, tandis que le sang d'un animal de la même espèce, placé dans les meilleures conditions hygiéniques, n'absorbait que 17 centimètres cubes pour cent.

EGGER (d'Arosa-Grisons) a communiqué à la Société helvétique des sciences naturelles, en septembre 1892, les constatations qu'il avait faites dans la station alpestre d'Arosa. Il a vu s'élever le nombre des globules sanguins d'une façon notable, après trois semaines de séjour sur les hauts plateaux à une altitude de 1.800 mètres.

Il a constaté chez un grand nombre d'individus une augmentation de globules rouges pouvant aller jusqu'à 1.500.000 par millimètre cube. Cette augmentation n'est pas apparente, elle persiste, si l'on examine non seulement le sang des vaisseaux capillaires, mais aussi celui des gros vaisseaux artériels. Elle n'est pas le fait d'une dessication des tissus sous l'influence de l'atmosphère très sèche de la montagne. La quantité de globules rouges diminue de nouveau au bout d'un certain temps de séjour dans la plaine.

A tous ces effets hémopoïétiques de l'habitation dans la montagne, il faut joindre l'heureuse influence d'un air aseptique et particulièrement riche en ozone, surtout — et c'est le cas à Barèges — si le point habité est boisé.

Avant que les expérimentateurs eussent appelé l'attention sur les résultats qu'amenait l'habitation sur les points élevés, les médecins qui se sont succédé à Barèges depuis deux siècles avaient été frappés de l'influence que le séjour seul à Barèges avait sur tous les individus débilités, scrofuleux, menacés, tant par leur origine que par leur état général défectueux, de devenir la proie de la phthisie. On trouve dans leurs écrits l'histoire de nombreux enfants ou jeunes gens dont le mauvais tempérament a été heureusement modifié à Barèges, au point de les rendre aptes à procréer une descendance vigoureuse.

Nous pouvons donc dire que, en outre de ses eaux minérales, dont l'action si puissante est connue de tout le monde, la station thermale de Barèges offre une ensemble de conditions climatériques unique parmi les stations balnéaires françaises. C'est là qu'on trouve le lieu idéal pour cette émigration *urbi-rurale* dont parlait, il y a quelque temps, Verneuil, au congrès de la tuberculose. C'est là qu'il faudrait envoyer ces « candidats à la tuberculose » si nombreux dans la société actuelle : pauvres êtres supportant le funeste héritage des tares ataviques. C'est à la montagne, et à cette hauteur, surtout quand il est par surcroît possible d'employer les eaux sulfureuses fortes, que ces organismes déchus, anémiés, gorgés de lymphe, pourront prendre la vigueur et la résistance vitale qui leur sont nécessaires pour se mettre à l'abri du bacille qui les guette.

Nous avons l'habitude, en France, d'aller admirer hors de notre pays les beautés naturelles qui nous laissent chez nous parfaitement indifférents. Nous allons aussi chercher dans les divers *sanatoria* de la Suisse les bienfaits d'un climat d'altitude que nous avons sous la main dans nos Pyrénées, avec cet énorme avantage d'y rencontrer en même temps des eaux minérales qui décupleront les bons effets du milieu ambiant.

J'appelle donc toute l'attention des médecins, et aussi des malades, sur ce *sanatorium d'été* qu'est Barèges. Il offre, par son accès facile, son installation, son altitude, sa situation topographique, surtout par ses eaux thermales, d'immenses avantages qu'on ne saurait trouver ailleurs.

NATURE DES EAUX MINÉRALES DE BARÈGES

L'eau minérale de Barèges est limpide et incolore. Sa température varie de 20° centigrades à 45°, au point d'émergence. Son odeur peu prononcée rappelle l'odeur des œufs durs : sa saveur est faible et la rend peu désagréable à boire. Tout le monde, même les enfants, la boivent sans répugnance, beaucoup même avec plaisir.

Elle laisse dégager, au contact de l'air, une plus ou moins grande quantité de bulles de gaz qui est de l'azote. On y voit, par transparence, flotter des filaments blancs, gris ou bruns qui sont constitués par une substance azotée, la barégine. Celle-ci est plus apparente dans les eaux à température basse : elle s'accumule en dépôts épais au fond des réservoirs où on peut la recueillir facilement. Cette eau est douce et onctueuse au toucher : certaines sources procurent dans le bain une sensation huileuse des plus agréables. Sa densité moyenne est de 1,0002.

La station de Barèges possède deux établissements où sont aménagées 15 sources thermales :

Établissement Thermal : 9 sources employées en bains seulement ;

1 utilisée pour bains, douches et buvette ;
1 en buvette et douches à forte pression ;
1 en buvette et en bains ;
2 uniquement pour la buvette.

Ce sont, sources employées en bains seulement :

L'*Entrée*	température	44° (1)
Le *Bain-Neuf*	—	38° 5
Polard	—	38°
Le *Fond*	—	37° 5
Gency	—	37° 1
Dassieu	—	36° 5
La *Chapelle*.	—	29° 7
Bordeu	—	27°
Louvois	—	19°

(1) J'ai pris ces températures aux griffons des sources, le 11 octobre 1893, la température extérieure étant, à 3 heures du soir, de 18°, et la pression barométrique de 666 mm.

Ces trois dernières sources, dont la température est insuffisante pour être utilisées à l'état naturel, sont employées : La *Chapelle* à être mélangée avec l'*Entrée* et le *Bain-Neuf; Bordeu* avec *Polard* et *Dassieu,* l'eau de ces fontaines étant trop chaude pour servir généralement à l'etat naissant. La source *Louvois* est chauffée.

La source du *Tambour,* température 44° 5, alimente des cabines de bains, la buvette et les douches n°s 1, 2 et 2 *bis*.

La source *Nouvelle,* temp. 35°, sert à la buvette et aux douches à pression.

La source *Saint-Roch,* temp. 32°, utilisée en bain, est amenée à la buvette.

Les sources *Ramond,* temp. 26° 2, et *Troy,* temp. 19°, ne fournissent qu'à la buvette.

L'Établissement de BARZUN est alimenté par une seule source, la source *Barzun*, temp. 29° 5 (1).

Le débit total des sources qui alimentent l'Établissement des *Thermes* est d'environ 200.000 litres par vingt-quatre heures. La source *Barzun* fournit plus de 90.000 litres par jour.

L'eau minérale qui traverse les réservoirs ne

(1) Il existe encore plusieurs griffons d'eau sulfureuse non utilisés. Un surtout, situé au lieu dit « Vieux Barèges », débite une grande quantité d'eau à saveur et odeur fortement hépatiques.

représente qu'une faible quantité de la masse d'eau thermale qui alimente la nappe souterraine. Des captages conduits plus profondément et opérés, non sur les points actuels d'émergence, mais en contre-bas, amèneraient probablement à la surface un débit beaucoup plus considérable. Toutefois, l'écoulement tel qu'il est, suffit à l'alimentation du service thermal en saison ordinaire, et nous devons reconnaître que si les moyens de prise employés au moment de la réfection des Thermes n'ont amené aux réservoirs qu'une faible quantité d'eau, du moins cette eau y arrive sans la moindre altération.

Ces eaux, comme toutes leurs congénères des Pyrénées, sourdent à la surface du dépôt calcaire, superposé au noyau cristallophyllin dans toute l'étendue de la chaîne où l'on rencontre des sources sulfurées. Cette couche calcaire, d'une physionomie toute spéciale, a été désignée sous le nom de *dalle* pour rappeler son emploi et sa tendance à se diviser en un nombre considérable de petites lames à faces planes (1). C'est dans cette dalle qu'est le siège des principaux gîtes minéraux de la chaîne. Cette formation cambrienne, disposée en couches relevées dans

(1) E. Jacquot : *Note sur la constitution géologique des Pyrénées. Le système permien.* (Bulletin de la société géologique, t. XVIII.)

une disposition presque verticale, à la surface des pointements granitiques ou gneissiques, sert de cheminée au trajet ascendant des sources sulfurées-sodiques qui sourdent à ce niveau. A Barèges, la moraine provenant des boues glaciaires qui a recouvert la surface des roches vives aux abords de cette station, rend difficile l'accès de la dalle : mais on la voit très distinctement dans le fossé de la route du Tourmalet, à quelques centaines de mètres après les dernières maisons de la station.

Quant à leur point d'origine, vu leur température élevée, on peut conclure que ces eaux ont leurs réservoirs à des profondeurs comprises entre 1.500 et 2.500 mètres de profondeur. Mais la difficulté est grande pour établir leur mode de genèse : « elles sont produites dans des laboratoires mystérieux avec des conditions de pression dont on ne peut se faire qu'une idée très vague et qu'il est impossible à l'expérimentation de reproduire. »

A Barèges, l'écoulement prolongé des sources minérales à travers les déblais glaciaires qui recouvrent le dépôt calcaire d'où elles émergent, a progressivement imprégné ces couches mouvantes d'un enduit de silicate de sodium et de sulfure de fer, sorte de magma grisâtre, solide, résistant, bréchiforme, nommé *tapp* par les ingénieurs des mines.

Comme il était impossible d'atteindre le point d'émergence à la roche, on s'était contenté, lors des captages primitifs, d'enfoncer, aussi profondément que possible, de gros tubes de fer à l'aide desquels on élevait les eaux minérales jusqu'aux réservoirs qui leur étaient destinés.

Lors de la reconstruction de l'Établissement thermal, commencée en 1860 par l'ingénieur François, on a abaissé le niveau du sol, creusé dans le *tapp* et réuni dans une même cuvette les divers naissants d'une source ; sur cette cuvette on a bâti un tambour en maçonnerie surmonté d'une colonne d'ascension qui amène l'eau au réservoir qu'on lui a superposé. Quoique cet artifice ne puisse réunir qu'une faible portion du produit des sources, il a l'avantage de mettre l'eau thermale à l'abri de toute cause d'altération. Bien que les eaux de Barèges soient les moins altérables des sulfurées des Pyrénées, on a voulu prendre toutes les précautions pour éviter la moindre influence extérieure. Les réservoirs sont superposés aux colonnes d'ascension et les baignoires immédiatement adossées aux réservoirs, recevant l'eau par la partie inférieure, de façon à éviter tout barbotement avec l'air.

Cette préoccupation constante de sauvegarder la composition naissante des eaux n'est pas sans avoir une grande importance dans les résultats thérapeutiques qu'elles fournissent.

Toutes les sources qui alimentent les Thermes de Barèges sourdent, sur un espace très restreint, suivant une ligne courbe allant de l'Est à l'Ouest, à concavité regardant le Nord. Le centre est occupé par le *Tambour,* qui doit être considéré comme la source mère. Toutes les autres paraissent en dériver : toutefois, dans les divers trajets qu'elle parcourent, elles éprouvent des modifications de température et de minéralisation telles que leurs propriétés sont différentes.

La source *Barzun* émerge à six ou sept cents mètres au-dessous des Thermes, tout près du torrent et de la route qui conduit à Barèges. Elle est captée de la même façon que les fontaines supérieures et possède des qualités toutes spéciales.

Depuis les travaux d'Anglada, plus tard repris par Filhol, on admet généralement que les eaux sulfureuses des Pyrénées sont minéralisées par le monosulfure de sodium Na^2S. D'autres prétendent que la sulfuration est due au sulfhydrate $NaHS$. C'est une question discutable. Malgré toute l'habileté de Filhol à soutenir la cause du monosulfure, on ne peut regarder le problème comme résolu. Du reste, vu la nature si complexe et si mobile des eaux sulfureuses, on peut considérer la question comme insoluble. Sous le rapport de la constitution chimique, les conséquences tirées des expériences thermo-chimiques de Berthelot et de Thomson sont plutôt opposées à la théorie du monosulfure, car, d'après ces expérimentateurs, le monosulfure de sodium ne saurait exister en solution sans se dissocier (1). Mais ce n'est pas ici le lieu d'insister sur ce côté si intéressant; je me propose d'y revenir prochainement dans un travail complet sur la station de Barèges.

Les eaux minérales de Barèges jouissent d'une grande stabilité : leur inaltérabilité au contact de l'air est si prononcée que Filhol les considérait comme les plus stables des Pyrénées.

C'est avec beaucoup de lenteur que cette action altérante de l'air agit sur elles : elles dégagent très peu d'hydrogène sulfuré et ne laissent pas déposer de soufre ni dans le bain ni dans les tuyaux et réservoirs. Elles conservent leur transparence et leur limpidité, ne blanchissant ni ne bleuissant. « Il est impossible, a écrit Filhol, de ne pas reconnaître que les eaux de Barèges sont, à égalité de température, beaucoup moins altérables que celles de Luchon et d'Ax. Le sulfure de sodium restant à peu près inaltéré pendant toute la durée du bain, son action doit être bien autrement topique qu'à Luchon. »

(1) Willm. — Recueil des travaux du comité consultatif d'hygiène publique de France, t. xv, 1885.

J. Lefort a reconnu que l'exposition à la lumière du soleil pendant une douzaine de jours n'a produit qu'une modification insignifiante dans la quantité de sulfure contenue dans ces eaux.

Sans discuter, en ce moment, si c'est bien au principe sulfuré et non à d'autres éléments minéralisateurs — ou à leur ensemble — que les effets médicamenteux de ces eaux doivent être attribués, il est très important de constater la place tout-à-fait à part que, par l'inaltérabilité de ses eaux, Barèges occupe parmi les stations similaires.

L'étude chimique de ces eaux a été entreprise, d'abord par Longchamp, puis par Boullay et Henry, Fontan, Gintrac et Pagès : plus tard par Filhol et Descloizeaux. En 1860, Filhol en a fait une étude complète. Toutefois, la commission de révision de l'*Annuaire* jugea utile de soumettre ces eaux minérales à un nouvel examen et chargea M. Willm de ce soin. Les essais sulfurométriques ont donné à ce chimiste les résultats suivants :

Tambour	0,0392
Entrée	0,0358
Source Nouvelle	0,0255

L'analyse quantitative figure dans le tableau ci-après, extrait de : *Les Eaux minérales de la France,* par Willm et E. Jacquot. 1894.

BARÈGES	TAMBOUR	ENTRÉE	SOURCE NOUVELLE	BARZUN
Acide carbonique libre	$0^{g}0219$	$0^{g}0241$	$0^{g}0251$	$0^{g}0302$
Sulfure de sodium	0 0392	0 0358	0 0255	0 0296
Hyposulfite de sodium	0 0107	0 0110	0 0118	0 0095
Silicate de sodium (SiO^3Na^2)	0 0580	0 0610	0 0555	0 0619
Silicate de calcium (SiO^3Ca)	0 0108	0 0087	0 0084	0 0096
Silicate de magnésium	0 0013	0 0013	0 0008	0 0008
Silice en excès	0 0528	0 0518	0 0391	0 0347
Chlorure de sodium	0 0418	0 0385	0 0305	0 0349
Chlorure de lithium	traces.	traces.	traces.	traces.
Sulfate de sodium	0 0173	0 0190	0 0306	0 0241
Sulfate de potassium	0 0065	0 0097	non dosé.	0 0070
Iodures. Bromures	traces.	traces.	traces.	traces.
Borates. Phosphates	traces.	traces.	traces.	traces.
Ammoniaque	traces.	traces.	traces.	traces.
Sulfarsenite de sodium	0 0002	0 0002	0 0002	0 00015
Oxydes de fer et de manganèse	0 0011	0 0008	traces.	0 0012
Matière organique (barègine)	0 0308	0 0266	0 0202	0 0264
TOTAL par litre	$0^{g}2705$	$0^{g}2644$	$0^{g}2226$	$0^{g}23985$
Alcalinité totale SO^4H^2 nécessaire	$0^{g}1055$	$0^{g}1038$	$0^{g}0838$	$0^{g}0960$
— des silicates	0 0563	0 0588	0 0507	0 0588

On attribue l'alcalinité de ces eaux, indépendante des sulfures, à des silicates seuls et non à des carbonates : le résidu de l'évaporation dans le vide ne faisant pas effervescence avec les acides.

La *barègine*, que l'on trouve en quantité notable dans les eaux de Barèges, est une substance azotée dont l'origine et la nature sont loin d'être connues. Elle est de couleur blanche, noircissant à la lumière et comme savonneuse au toucher. C'est elle, avec les silicates qui existent dans ces eaux, qui donne, au bain, cette sensation onctueuse si agréable. C'est une matière azotée complexe, associée à des principes minéraux, principalement de la silice à l'état gélatineux, du soufre libre avec quelques traces d'iode et d'ammoniaque. La matière organique renferme environ 48 pour 100 de carbone, 6 à 7 p. 100 d'hydrogène et 6 à 8 p. 100 d'azote, soit la moitié de la quantité d'azote qui existe dans les matières protéiques (1).

Le gaz qui se dégage à la surface de l'eau de Barèges est de l'azote. La source *Barzun* particulièrement en renferme 25 centimètres cubes par litre. En frappant sur le verre on en fait

(1) L'étude bactériologique, tant de l'eau minérale que de la barègine déposée au fond des réservoirs, n'a pas encore été suffisamment faite. Elle fera l'objet d'un prochain travail.

dégager des quantités de bulles qui viennent crépiter à la surface.

Ces eaux minérales, ainsi que les eaux sulfurées en général, sont donc très faiblement minéralisées. Un bain, d'une contenance de 300 litres, ne renfermera guère que 70 grammes de principes fixes.

AMÉNAGEMENT ET MODE D'EMPLOI

Toutes les sources minérales captées sont utilisées dans deux établissements : les *Thermes,* situés au centre même de la station, à côté de l'Hôpital militaire, en reçoivent 14. *Barzun* est alimenté par une seule source.

L'Établissement des Thermes est bien aménagé et d'un bel aspect architectural. Il a été reconstruit en 1864 sur les plans de M. François, ingénieur en chef des mines. Il a été notablement agrandi et complété en 1878.

Les Thermes possèdent 30 cabinets de bains, dont plusieurs à deux baignoires : cinq buvettes, deux cabinets de douches à forte pression, une salle d'hydrothérapie, des salles de bains de pieds, de gargarisme, de pulvérisation et inhalation, enfin trois cabines de douche par simple déversement, alimentées par la source du *Tambour*.

C'est à l'aide de cette douche du Tambour, à laquelle on a conservé sa vieille disposition sanctionnée par deux cents ans d'expérience, que l'on obtient les plus remarquables effets de la cure de Barèges. Un robinet placé à une hauteur de 1 m 75 laisse tomber un jet d'eau, variant suivant les numéros, arrivant immédiatement de la colonne d'ascension de la source, à une température de 45°, dans un espace restreint et hermétiquement clos. La température moyenne des cabinets de douche du Tambour est de 37°. L'air y a perdu ses proportions normales : il contient plus d'azote, moins d'oxygène et une quantité très minime d'hydrogène sulfuré.

Les baignoires sont en marbre, recevant par la partie inférieure, au niveau de la base, l'eau minérale qui doit les remplir ; cette précaution a été prise, comme nous l'avons fait remarquer plus haut, pour éviter toute agitation avec l'air et empêcher ainsi une des causes les plus actives d'altération du principe sulfureux. Le malade trouve donc dans sa baignoire l'eau thermale presque à l'état natif ; les essais sulfurométriques opérés comparativement au griffon et à l'arrivée dans la baignoire, ont donné des résultats à peu près identiques.

Les trop-pleins des réservoirs sont réunis dans un bassin situé sous la nef des Thermes et de là, conduits dans les *piscines* renfermées dans une construction surbaissée, adossée à la façade de l'Établissement. Il y a trois piscines, deux pour les malades civils; la troisième est à l'usage exclusif des militaires. Elles sont à eau courante et la température moyenne de l'eau est de 36°, l'air ambiant restant à 32°. Ces piscines, dont nous comptons voir modifier bientôt la disposition un peu défectueuse, offrent un moyen d'application des eaux extrêmement énergique. Comme dans les cabinets de douche, l'air des piscines a perdu de l'oxygène pour gagner de l'azote; l'acide sulfhydrique s'y rencontre à peine.

L'Établissement de *Barzun* exploite la source de ce nom, dont la température un peu basse, 29°, exige d'être chauffée en partie. C'est une construction ancienne, suffisamment aménagée, renfermant 8 cabines de bain et une douche. L'action toute particulière de l'eau de Barzun est un précieux adjuvant du traitement de Barèges.

Ces quinze sources, de température et de minéralisation différentes, constituent une véritable gamme d'action, depuis les eaux fortement excitantes comme celles du Tambour et de l'Entrée, jusqu'aux eaux hyposthénisantes de Louvois, Saint-Roch, la Chapelle et Barzun, en passant par les sources d'activité moyenne telles que Bain-Neuf, Polard et Dassieu.

C'est donc à tort qu'on fait à Barèges le reproche de ne disposer que de sources à action *trop forte*. Au contraire, cette station possède l'heureux privilège d'offrir un ensemble de fontaines dont on peut graduer ou modifier l'action suivant les besoins : excitant quand on le veut, calmant quand il est utile, tonifiant lorsque cela est indiqué.

La température moyenne des sources les plus importantes permet de les employer souvent pures, presque à la chaleur du corps humain. Celles qui sont trop chaudes sont ramenées au degré voulu par l'addition d'une eau d'action équivalente mais de calorique moindre.

Le traitement hydro-minéral de Barèges est principalement externe : le bain et la douche en constituent la partie essentielle. Le bain est habituellement de longue durée, les règlements autorisent, par ticket pris, une heure de séjour dans la cabine, y compris le temps de se dévêtir et de se revêtir. Les bains de piscine sont de même durée.

Le séjour aux douches est limité à quinze minutes : temps que je trouve très-suffisant, vu l'action énergique de ce mode de balnéation. La douche du Tambour surtout, malgré son peu de chute et, par suite, son peu d'effet mécanique, ne saurait être plus longuement supportée sans inconvénient.

Les douches à pression, ainsi que le service hydrothérapique, sont installés avec toute la perfection désirable. Ces douches à pression, alimentées par la source Nouvelle, rendent de grands services toutes les fois qu'on veut faire intervenir moins l'action particulière de l'eau minérale que la thermalité et la percussion. La différence de niveau est forte, plus de 10 mètres de chute : un mélangeur permet d'obtenir le degré voulu. Divers ajutages que le doucheur a sous la main donnent le jet en lance, en arrosoir ou en jet brisé. Des cloches placées au fond des cabines et que le doucheur manœuvre de sa place, laissent tomber la douche en pluie.

Les bains locaux, bains de pieds, de jambes ou de bras sont très employés à Barèges, moins comme moyen de dérivation que comme traitement local dans les différentes lésions cutanées ou osseuses qui siègent sur les membres. Leur action vient corroborer l'effet du bain général et hâter le résultat curatif.

Enfin, pour compléter les moyens d'application externe de ces eaux minérales, on a disposé deux salles de gargarisme, de pulvérisation et et d'inhalation. Quoique la station ne soit pas d'ordinaire fréquentée par les malades porteurs d'affections de la gorge ou des bronches, les états pathologiques justiciables du traitement de Barèges se compliquent souvent de lésions nasales, gutturales et même bronchiques qui rendent nécessaires le gargarisme et la pulvérisation. Le gargarisme — surtout quand il est pratiqué convenablement — trouve une application fréquente à Barèges. Je dis pratiqué convenablement, c'est-à-dire, l'eau étant amenée jusqu'au pharynx et ensuite, par abaissement de la tête et expiration forcée, rejetée par le nez. Cette manœuvre qui paraît, au premier abord, difficile à exécuter, mais qui ne demande en réalité qu'un peu d'exercice et de persévérance, permet d'agir à la fois sur l'arrière-gorge et sur la cavité des fosses nasales. Je l'appellerais volontiers le gargarisme muet par opposition au gargarisme usité généralement et qui est si bruyant. Ce dernier procédé n'agit guère que sur la base de la langue et sur la luette.

Cinq robinets, réunis au-dessus d'une même vasque, alimentent les buvettes. L'usage a établi qu'il fallait boire peu à Barèges, c'est-à-dire dépasser rarement l'absorption de deux verres d'eau minérale par jour. L'eau prise en boisson est le complément indiqué du traitement externe chaque fois que l'on se trouve en présence d'un état diathésique ; mais quand on a affaire à une lésion purement accidentelle et que la santé générale n'est nullement intéressée, j'estime qu'il vaut mieux s'en abstenir.

Un grand nombre d'affections siégeant sur les articulations, les gaînes tendineuses, les muscles, etc., se trouvent très bien de l'association du *massage* au traitement thermal. Le massage ne consiste plus en une série de manœuvres empiriques qu'on laissait dédaigneusement à l'usage des charlatans et des rebouteurs. Les travaux nombreux récemment parus en ont fait une méthode thérapeutique, scientifiquement basée sur la pathologie et la physiologie. C'est incontestablement le meilleur traitement à appliquer aux entorses, et Lucas-Championnière vient de publier un livre remarquable sur le traitement des fractures par le massage et la mobilisation. Employée suivant les règles, cette manœuvre est tout indiquée comme adjuvant du traitement de Barèges.

EFFETS DE LA BALNÉATION

En dehors de l'action physiologique de l'eau minérale elle-même, les procédés de balnéation employés produisent, eux aussi, des effets particuliers.

C'est ainsi que le bain sera très excitant s'il est appliqué à plus de 38° (bain chaud); il sera tonique et fortifiant de 34 à 36° (bain tempéré), calmant et hyposthénisant de 30 à 34° (bain tiède). Je me chargerais, disait Fontan, de calmer les nerfs d'une petite maîtresse avec un bain d'eau de la grotte de Luchon à 32° et d'exciter un hercule avec la source de la Preste à 40°.

Cette action du calorique sur l'individu au bain peut amener des accidents graves si on en prolongeait trop longtemps l'emploi. Il faut donc prendre le bain chaud très court : le séjour dans le bain tiède sera d'autant plus prolongé que l'effet sédatif à obtenir sera plus marqué. Quant au bain tempéré, l'application en peut durer près d'une heure. C'est celui-là que l'on emploie habituellement à Barèges. Il permet d'obtenir, sans complications, les effets locaux que l'on recherche et qui ne peuvent être produits que par un séjour dans l'eau minérale suffisamment prolongé.

Ces bains laissent, à la sortie, une sensation de bien-être mêlée d'un peu d'excitation. Le corps est comme allégé, les fonctions de la peau semblent s'accomplir avec plus d'aisance, la sécrétion urinaire est plus abondante. La sensibilité tactile est très agréablement impressionnée par la douceur onctueuse de l'eau ; cette sensation persiste longtemps après le bain.

Lorsqu'on a recours au bain de piscine, à l'influence de la température fixe de l'eau courante de ces bassins, qui est de 36°, s'ajoute l'action de l'air chaud et sursaturé de vapeurs humides. Cette association de l'eau et de la vapeur humide et chaude, produit dans l'organisme beaucoup plus d'excitation que le bain tempéré ordinaire, même pris aux sources les plus énergiques. La piscine de Barèges ne doit donc pas être employée d'une manière banale : son emploi correspond à des indications bien établies en dehors desquelles on n'en fait pas usage sans inconvénient.

Les bains de piscine tiennent le milieu entre le bain ordinaire et la douche du Tambour : ils offrent à la fois un bain tempéré (36°) et une atmosphère chaude et humide (32°). Ses effets dérivatifs, spoliateurs et excitants, quoique très prononcés, sont cependant bien moins marqués que ceux de la douche du Tambour.

Nous avons vu que cette douche, à installation des plus simples, consistait en un cabinet restreint, hermétiquement clos, dans lequel un robinet placé à une faible hauteur déverse un jet d'eau thermale à 45°. Le baigneur, en y entrant, est légèrement suffoqué par le milieu chaud et humide (35°) dans lequel il pénètre. Quand il expose le corps à la chute de l'eau, il ressent une chaleur vive particulièrement gênante le long de l'épine dorsale. Rapidement, la peau devient rouge, chaude, couverte de sueur : le pouls s'accélère, la tête se congestionne, la respiration est oppressée, une sensation de forte chaleur envahit tout l'être. Il serait imprudent d'y séjourner plus longtemps : aussi a-t-on fait sagement de limiter à 15 minutes la plus longue durée de cette douche.

Si, en sortant, le malade prend la précaution de rentrer chez lui en chaise à porteurs, bien couvert, et de se remettre au lit, les effets obtenus à la douche, sudation, congestion de la peau, se continuent longtemps encore. Si, au contraire, on ne se couvre pas plus que d'habitude, et qu'on se contente de séjourner quelques minutes dans la nef de l'établissement, tout rentre promptement dans l'ordre et la sensation éprouvée alors est assez analogue à ce que l'on ressent en sortant du bain.

Ces deux façons de procéder répondent à des indications spéciales : par la première, on obtient des effets perturbateurs, dépuratifs et spoliateurs extrêmement énergiques. Il est évident qu'on ne doit s'y soumettre qu'à bon escient et que la douche ainsi appliquée comporte de nombreuses contre-indications.

En arrêtant le fonctionnement de la peau au sortir de la douche, on obtient plutôt un effet tonique et stimulant agissant principalement sur le système nerveux périphérique.

Les douches à forte pression ou douches nouvelles sont assez analogues à la douche hydrothérapique chaude; avec cette différence qu'ici l'eau chaude est de l'eau minérale. Elles sont beaucoup moins excitantes que les douches du Tambour; elles rendent de grands services chez les malades dont le système nerveux ou circulatoire contre-indique l'emploi des douches n° 1 ou 2. Elles procurent aussi, grâce à leur action mécanique, des effets plus résolutifs que celles-ci.

ACTION PHYSIOLOGIQUE DE L'EAU DE BARÈGES

En outre des effets produits par la thermalité ou les procédés divers de balnéation, les eaux de Barèges ont une action physiologique qui leur est propre sur tous les systèmes de l'économie. Cette action est plus ou moins manifeste suivant les susceptibilités individuelles, mais elle se traduit toujours par des impressions perçues et des modifications locales ou générales qui indiquent une impulsion nouvelle dans la vitalité intime des tissus.

On a cherché à attribuer à un ou plusieurs des éléments constitutifs d'une eau minérale la propriété thérapeutique qu'elle possède. La chose paraît acceptable quand il s'agit d'eaux fortement minéralisées comme les sodiques;

mais quand on étudie une eau sulfureuse dont la teneur en principes fixes est inférieure à celle de beaucoup d'eaux potables, ou bien encore des eaux inermes, comme les appelait Gübler, ou indéterminées comme les nomme Durand-Fardel, telles que Néris ou Wilbad, quel est le principe auquel on doit rattacher les effets physiologiques obtenus? Sera-ce plutôt à l'ensemble des composés chimiques que l'analyse nous révèle? Mais que savons-nous du groupement des corps simples que l'analyste isole mais qu'il ne saisit point dans leurs combinaisons intimes? D'autres ont mis en avant l'électricité dégagée par les eaux thermales, électricité provenant des réactions chimiques provoquées par l'exposition à l'air. Scoutetten s'est fait le propagateur de cette manière de voir. Certains ont même comparé l'action des eaux minérales à la métallothérapie. Les anciens, plus poétiques et comprenant la nature peut-être mieux que nous, faisaient des eaux minérales quelque chose de vivant.

Toutes ces théories que l'on a mises en avant pour expliquer l'état curatif succédant à l'action physiologique de l'eau thermale ne satisfont pas suffisamment l'esprit. Sans s'enfermer dans les limites d'un empirisme aveugle, je crois, qu'en cette matière, l'observation et l'expérience doivent primer toute vue spéculative.

Il est parfaitement démontré aujourd'hui que

les matières salines contenues dans une eau minérale prise en bain n'agissent pas par l'intermédiaire d'une absorption cutanée. (Alb. Robin, *Essais de chimie appliquée à la thérapeutique.)*

Il est en effet incontestable que la peau n'absorbe que les gaz, et que les matières salines contenues dans le bain ne sauraient la traverser. Tout le monde sait qu'on peut impunément se baigner dans une solution de sublimé ou de cyanure de potassium à la condition que le tégument externe soit intact et que les muqueuses extérieures soient préservées par un enduit isolant.

A Barèges, l'eau minérale ne renferme qu'un gaz inerte, l'azote. Les éléments solides ne pouvant être absorbés, nous devons conclure que leur ensemble doit agir sur le réseau si riche et si serré de ramifications nerveuses qui tapissent la couche dermique. Par leur intermédiaire, l'impression est transmise aux centres nerveux régulateurs de la nutrition élémentaire.

L'on peut concevoir que l'eau prise en boisson puisse agir à la fois par son action directe sur les éléments anatomiques et par l'intermédiaire de ses effets sur le système nerveux : mais il est impossible de voir dans les résultats du bain minéral autre chose qu'une action exercée indirectement sur la nutrition par le moyen d'une influence frappant directement le système nerveux. Du reste, Rohrig et Zunts ont montré depuis longtemps déjà que les excitations cutanées accroissaient en même temps la consommation d'oxygène et l'élimination des produits des oxydations élémentaires.

Si nous n'avons aucun moyen de mesurer directement le sens et l'intensité de l'excitabilité nerveuse, la chimie biologique nous permettra de préciser le mode intime d'action de la balnéation hydro-minérale par le dosage comparatif des produits des échanges organiques. Ces essais n'ont pas encore été faits d'une manière assez précise en ce qui concerne la station de Barèges : quoique les résultats qu'ils doivent fournir ne puissent modifier en rien les indications puisées dans l'observation clinique, ils sont cependant utiles à connaître ; j'espère qu'il y sera procédé prochainement en même temps qu'à l'étude bactériologique des eaux minérales et de leurs sédiments.

Action de l'eau minérale de Barèges sur le tube digestif

L'eau de Barèges, même la plus chaude, se laisse généralement boire sans difficulté. Toutefois les diverses sources de la buvette sont plus ou moins bien tolérées par les malades, chacun possédant sa susceptibilité propre qu'il faut arriver à connaître avant de prescrire l'usage définitif d'une source. Quoique ayant une température de 45°, l'eau du Tambour paraît peu chaude au goût : l'eau de certaines buvettes, Barzun particulièrement, laisse à la bouche une saveur sucrée très-notable. Prise en quantité modérée, ainsi qu'on a l'habitude de faire à Barèges, c'est-à-dire à la dose de deux ou trois verres au plus par jour, cette eau est généralement bien digérée si l'estomac n'est pas trop dyspeptique. Cependant il est nécessaire de ne pas la boire trop près du repas et surtout doit-on se garder d'en user à table sous peine de compromettre sérieusement la digestion. Elle suscite chez quelques personnes, un quart d'heure ou vingt minutes après la boisson, des éructations sulfureuses ou acides. Au début, son emploi provoque habituellement de la diarrhée à laquelle succède, après trois ou quatre jours, de la constipation. L'usage un peu prolongé de cette boisson congestionne la muqueuse du pharynx, amenant ainsi quelquefois l'angine thermale, qui se manifeste surtout si l'on fait en même temps usage du gargarisme. La partie inférieure du tube digestif éprouve la même influence, de là raréfaction des liquides, constipation consécutive et rappel ou production d'hémorroïdes.

Action sur la circulation

Il est important de dissocier les effets produits par le calorique de ceux que l'on doit attribuer à l'eau minérale elle-même. A la sortie du bain chaud ou de la douche n° 1, la peau est rouge, congestionnée, le cœur bat avec force, le pouls est rapide, pouvant dépasser 100 pulsations à la minute. Lorsque tous ces phénomènes d'excitation générale se sont apaisés, les vaisseaux reprennent graduellement leur contractilité, augmentant ainsi la tension artérielle et amenant, comme conséquence, un ralentissement du pouls. Ces faits mal interprétés ont pu faire croire que ces eaux minérales étaient sédatives de la circulation. Mais la clinique nous démontre au contraire que l'action propre des eaux de Barèges est d'exciter la circulation générale et tout particulièrement le réseau capillaire. Nous avons déjà vu que l'usage de la boisson et du gargarisme congestionnait la muqueuse pharyngienne, au point de simuler une véritable angine. La généralité des baigneurs éprouve, dès les premiers bains, qui sont d'ordinaire faibles au début de la cure, une légère cuisson, des picotements, des démangeaisons qui font croire à des piqûres d'insectes. Si la sensibilité tactile est un peu développée comme chez les personnes à peau fine et transparente, on peut voir même survenir des erythèmes et des éruptions papuleuses : ce que l'on a nommé la poussée thermale. Les surfaces ulcérées, de blafardes et atones qu'elles étaient deviennent rouges, turgescentes et se couvrent promptement de bourgeons charnus ; quelquefois même survient une hémorragie légère. Le liquide clair mêlé de grumeaux qui sourd par les trajets fistuleux change rapidement d'aspect, il devient crémeux, louable, comme disaient les anciens, c'est-à-dire riche en globules blancs.

Le système utéro-ovarien est particulièrement influencé par cette excitation thermale. On observe fréquemment la menstruation avancée de huit à dix jours pendant le traitement thermal. Les jeunes filles non ou mal réglées voient leurs règles apparaître ou se régulariser.

Cette suractivité circulatoire se fait sentir sur tout l'appareil urinaire. La quantité d'urine augmente très notablement, elle est de réaction acide, laissant déposer d'abondants dépôts d'urates et d'acide urique. Les écoulements uréthraux anciens reprennent bien des fois leur abondance première, surtout chez les sujets rhumatisants ou strumeux : accident momentané du reste, car progressivement le flux muqueux diminue et finit même par disparaître.

Enfin la fonction sudoripare de la peau participe à cette suractivité du mouvement capillaire. Pour peu que la température extérieure la favorise, la sudation devient très facile et fort abondante. La sueur étant un des agents les plus actifs de la dépuration organique, on comprend que le fonctionnement exagéré des glandes sudoripares doit être un adjuvant puissant du traitement thermal toutes les fois qu'on se trouve en présence de certaines maladies constitutionnelles.

Quelques cas de polysarcie sont ainsi heureusement modifiés. J'ai pu observer, il y a quelques années, une jeune fille lymphatique et puissamment obèse qui a perdu sept kilogrammes de son poids pendant les quinze premiers jours de sa cure.

Action sur le système nerveux

L'action des eaux de Barèges sur le système nerveux est aussi prononcée que sur la circulation sanguine. Dès les premiers jours du traitement les malades accusent de la courbature, quelques douleurs de tête et de l'insomnie, non pénible du reste, telle que la provoque l'absorption d'une forte dose de thé ou de café. Depuis Bordeu on a comparé l'action des eaux de Barèges sur le système nerveux à cet effet stimulant du café : elle en diffère cependant en ce qu'elle est beaucoup plus persistante.

Mais cette excitation thermale se manifeste surtout sur l'axe cérébro-spinal. Aussi voit-on se réveiller fréquemment des douleurs névralgiques disparues, ou s'exaspérer celles qui existent et ce au grand désespoir des patients, à qui l'on a beaucoup de peine à faire comprendre que ces phénomènes ne sont que passagers et plutôt le présage d'une amélioration prochaine. Les jeunes gens sont tourmentés par des érections nocturnes avec pollutions, qui leur donnent souvent des inquiétudes et qui n'ont cependant aucune signification dangereuse.

Cette action élective de l'eau de Barèges sur la région lombo-sacrée du cordon rachidien nous rend compte des bons effets que l'on retire de leur application à plusieurs formes de myélite chronique qui, ainsi que nous le verrons plus loin, retirent de ce traitement de très heureuses modifications.

La suractivité de la circulation capillaire, conséquence elle-même de l'excitation vaso-motrice, nous fournit l'explication des modifications profondes apportées dans l'organisme par le traitement de Barèges, modifications qui ne sont pas seulement en surface ainsi qu'on a voulu le soutenir, mais atteignant les éléments histologiques eux-mêmes dans leur intimité, et leur imprimant une direction biotique toute nouvelle qui constitue la guérison de la diathèse.

C'est une erreur physiologique de vouloir mesurer les effets d'une eau minérale à sa minéralisation constitutive, puisqu'il est démontré d'une façon incontestable que les eaux agissent non par pénétration des principes fixes dans l'intimité des tissus, mais par l'intermédiaire des impressions perçues par le système nerveux cutané. On ne saurait donc admettre sans conteste l'opinion si absolue émise par l'un des représentants les plus autorisés de l'hydrologie médicale française « que les diathèses ne peuvent être atteintes que par des agents effectifs, introduits dans le milieu des actes nutritifs et des échanges organiques ; que les eaux fortement minéralisées possèdent seules des propriétés diathésiques et ces eaux ne se rencontrent que parmi les chlorurées et les bicarbornatées sodiques. » (1).

Pour ce qui est de Barèges, la preuve est faite depuis longtemps : quoique appartenant au groupe des stations à eaux faiblement minéralisées, on a constaté souvent et on constate encore qu'à l'aide du traitement barégois convenablement appliqué, on obtenait non seulement l'amélioration des lésions superficielles produites

(1) Durand-Fardel : *La Goutte et les Eaux sulfurées.*

par la diathèse, mais encore qu'on arrivait à empêcher ces lésions de se reproduire, que l'organisme était remonté, tonifié, muni d'une vigueur organique toute nouvelle. C'est donc bien là un effet diathésique et l'on serait trop exigeant si on demandait davantage à un traitement thermal.

Cet effet est surtout tangible dans le traitement, à Barèges, du lymphatisme; non pas des suites tardives et profondes de cette diathèse, — on sait que personne ne conteste à cette station thermale le privilège d'être spécialement indiquée dans les lésions articulaires et osseuses de la scrofulose, — mais du lymphatisme constitutionnel, en puissance, n'ayant pas encore été ensemencé de bacilles, mais préparant déjà le terrain, présentant tout au plus quelques ulcérations cutanées ou muqueuses ou quelques fluxions ganglionnaires. Non seulement on voit disparaître les manifestations apparentes de l'état constitutionnel, mais on assiste progressivement au relèvement de tout l'individu lui-même; on voit les fonctions générales de l'organisme prendre une direction nouvelle et rentrer dans cet état d'équilibre physiologique qui constitue la santé.

Peut-être la composition spéciale et la stabilité tout exceptionnelle de ces eaux qui les rangent à part des eaux sulfurées similaires, contribuent-elles à cet heureux résultat. Je suis d'avis que l'influence climatérique, influence sur laquelle j'ai insisté au début de ce travail, joue aussi un rôle important dans ces modifications intimes de l'organisme.

INCIDENTS DE LA CURE THERMALE

Les malades qui fréquentent la station de Barèges sont atteints de maladies chroniques, c'est-à-dire durant depuis longtemps ou provoquées par un état diathésique de longue date. Il est donc logique d'appliquer à ces vieilles affections un traitement prolongé : à longue maladie, long traitement. Aussi le baigneur devra-t-il séjourner dans cette station au-delà de trois semaines, durée habituelle de la cure dans la plupart des stations thermales. Ce chiffre de trois septenaires a sa raison d'être auprès des sources que l'on boit en grande quantité : il indique à peu près le terme jusqu'auquel on peut continuer à absorber de l'eau minérale en abondance sans provoquer d'accidents sérieux, arrivant tout au plus à susciter un état gastrique qui indique la saturation et, par le fait, la fin de la cure.

Mais nous avons vu qu'à Barèges on boit peu d'habitude et que le traitement est presque uniquement externe : on ne saurait donc s'arrêter à cette date de vingt-un jours qui n'a ici aucune raison d'être. Du reste la longueur du traitement est, suivant les cas, essentiellement variable; il sera interrompu une ou plusieurs fois pendant la cure ; il durera vingt, trente, quarante jours ou plus, il nécessitera quelquefois deux saisons thermales dans la même année. Seul le médecin exerçant dans la station est en situation d'être juge en pareille matière et de diriger le malade dans le sens qui lui convient, suivant l'état constitutionnel, l'état local, et les incidents divers qui peuvent survenir pendant la durée du traitement. C'est rendre un réel service aux baigneurs que de les engager à ne pas suivre dans la direction de leur traitement des conseils inexpérimentés ou leur propre caprice ; non seulement ils risqueraient ainsi de ne pas atteindre le but qu'ils poursuivent, mais ils s'exposeraient encore à des accidents sérieux que l'application inopportune de ces eaux provoque si fréquemment ; j'en ai constaté, pour ma part, de nombreux exemples, quelques-uns même des plus tragiques.

En outre de ces accidents, qui ne sont du reste dus qu'à l'imprudence des malades, il survient pendant la cure régulièrement conduite, des incidents divers, variant suivant le genre de maladie traitée, mais qui, d'ordinaire, n'ont qu'une signification favorable ou du moins non fâcheuse.

Ainsi, du dixième au quinzième jour du traitement, les baigneurs éprouvent de la fatigue, de la courbature, la langue est saburrale, l'appétit disparaît ; le soir il se produit même un mouvement fébrile. Cet ensemble de phénomènes dénote un état de lassitude de l'organisme dû à l'action des eaux minérales. Tout rentre dans l'ordre après un ou deux jours de repos et l'administration d'un purgatif salin. Le traitement est repris de nouveau et peut généralement être conduit jusqu'à la fin sans que ces incidents se reproduisent.

L'action des eaux de Barèges qui est, ainsi que nous l'avons vu, si énergique sur le tégument externe, provoque quelquefois l'apparition de rougeurs et même d'éruptions papuleuses. On a appelé *poussée thermale* cette manifestation cutanée à laquelle certains hydrologues accordent une grande importance comme démonstration de l'effet thermal. Il faut, pour provoquer la poussée, un séjour prolongé dans l'eau minérale : c'est ainsi qu'elle est de règle à

Loèsche où l'on a pour habitude de rester dix à douze heures dans le bain ; mais il faut surtout une susceptibilité particulière de la peau, telle qu'on la trouve chez certaines personnes délicates.

Elle n'a pas, à mes yeux, la signification que certains lui ont donnée ; j'y vois surtout un effet purement topique. Cependant, bon nombre de syphilitiques, qui deviennent si facilement syphilimanes, sont convaincus de leur guérison définitive, si le traitement de Barèges, cette *pierre de touche,* ne provoque pas chez eux cette éruption papuleuse. C'est assurément un critérium de certitude bien discutable, mais qui est précieux quand même puisqu'il peut donner à ces intéressants malades la tranquillité morale qui souvent vaut mieux que la guérison physique.

Les névralgies déjà disparues sont brusquement réveillées : des douleurs surtout rhumatismales que les premiers bains avaient calmées, reparaissent avec plus d'acuité ; il peut même survenir de fluxions articulaires chez certains rhumatisants ; — tous phémonèmes passagers qui vont progressivement s'amender pour laisser place, sinon à la guérison, du moins à une amélioration marquée.

J'ai vu assez souvent, chez les vieux paludéens, même non d'Afrique, mais de la région du Sud-Ouest de la France, n'ayant pas présenté de manifestations fébriles depuis des années, se réveiller des accès de fièvre sous l'action du traitement de Barèges. Comment expliquer ce retour offensif du paludisme et comment le faire cadrer avec les idées récemment émises sur la nature de l'empoisonnement marematique? Cette fièvre affecte d'emblée le type quotidien pour devenir promptement tierce si l'on ne fait pas intervenir les préparations de quinquina.

Les plaies, sous l'influence stimulante du bain minéral, s'animent et secrètent davantage, il survient même parfois une hémorrhagie légère provoquée par le développement exagéré des bourgeons charnus. Les suppurations profondes changent vite d'aspect : le pus est abondant, entraînant souvent avec lui des débris osseux et même de vrais séquestres. Parfois les trajets fistuleux deviennent douloureux et s'enflamment avec production de fièvre. Presque toujours cette complication a pour cause l'imprudence du malade qui a voulu aller trop vite et qui a provoqué cet orage par sa précipitation à user d'un traitement trop énergique. Il faut s'arrêter alors si l'on ne veut pas occasionner des désordres autrement graves et appliquer, dès que la phlogose s'est un peu apaisée, l'eau de *Barzun*, dont les propriétés sédatives sont si précieuses pour enrayer le mouvement inflammatoire provoqué par l'abus des eaux des Thermes.

Tels sont les incidents qui surviennent d'ordinaire pendant la cure thermale de Barèges et qui sont imputables à l'action des eaux elles-mêmes. Mais beaucoup d'autres peuvent se manifester encore qui sont dus à d'autres influences que l'on n'observe guère que chez les gens qui usent des eaux à leur guise, sans demander avis sur la direction à suivre ou sur l'opportunité du traitement.

II

INDICATIONS

PRÉLIMINAIRES DE LA CURE ET INDICATIONS GÉNÉRALES

En France, dit Herpin (de Metz), les médecins n'envoient généralement leurs malades prendre les eaux que quand toutes les ressources de la pharmacie ou autres ont été épuisées (1) : lorsque la maladie a été rebelle à tous les autres moyens, qu'elle est devenue chronique, invétérée, presque incurable. Et n'est-ce pas extraor-

---

(1) PREMIER MÉDECIN :

.....Et si rien ne nous réussit, nous l'envoierons aux bains.

L'APOTHICAIRE :

Voilà le fin cela, voilà le fin de la médecine.

(MOLIÈRE. — *M. de Pourceaugnac.* Acte I. sc. VIII.)

dinaire, ajoute-t-il, de voir encore se produire des guérisons chez ces malades envoyés aux eaux en désespoir de cause?

Ce que cet auteur dit des eaux minérales en général, on peut tout particulièrement l'appliquer aux eaux de Barèges. Bon nombre de médecins ont coutume de n'y diriger leurs malades qu'après avoir, non seulement utilisé toutes les ressources médico-chirurgicales dont ils disposent, mais encore employé le traitement hydrominéral dans plusieurs stations, similaires d'action, ou supposées telles. Et, chose importante, ces malades qui viennent en désespoir de cause apporter à ces thermes les maux qu'ils n'ont pu soulager ailleurs, — comme ces plaideurs malheureux qui vont, en dernier ressort, porter leur cause en cour de cassation, — en reviennent souvent avec la guérison qu'ils n'espéraient plus eux-mêmes.

Combien serait-il plus sage, plus utile, de ne pas attendre cette extrémité pour tenter à Barèges une cure qui procure autant de bienfaits par l'action de ses eaux thermales que par le climat de montagne dont elle dispose dans ce *sanatorium* d'été.

En Allemagne, il est d'habitude d'aller prendre les eaux dès que la santé commence à s'altérer : on y va pendant la convalescence et l'on ne se croit réellement guéri d'une maladie qu'autant qu'on a consolidé, par une cure thermale, le traitement médicamenteux.

Cette pratique est d'autant plus utile que l'on doit agir sur des altérations organiques plus profondes et que l'état diathésique est plus enraciné.

Est-il nécessaire de se soumettre à une préparation avant de faire usage des eaux de Barèges?

Les anciens étaient de cet avis : CHRISTOPHER MEIGHAN, dans un ouvrage paru à Londres en 1742, discute avec un grand sens clinique l'utilité de purger et de saigner le malade avant de lui permettre d'user des eaux de Barèges. Les médecins qui se sont succédé dans la station ont longtemps suivi cette pratique. La saignée est singulièrement tombée en désuétude; je ne la proposerai donc pas aux futurs clients de notre ville d'eaux. Mais je crois utile l'emploi préliminaire d'un purgatif salin. En débarrassant ainsi le tube digestif des mucosités et ptomaïnes qu'il contient, — les *humeurs peccantes* d'autrefois — on se met en état plus favorable pour supporter les eaux et retarder l'embarras gastrique que leur emploi provoque d'ordinaire.

Mais s'il est avantageux d'arriver à la station bien « détergé », il est surtout important d'y séjourner avec un esprit tranquille et débarrassé de toutes préoccupations. Rien ne contrarie les bons effets de cette cure, très-excitante déjà par elle-même, comme la suractivité nerveuse. Aussi, comme conséquence de ces prémices, doit-on éviter, pendant toute la durée du traitement, toute cause d'ébranlement nerveux, depuis les émotions du tapis vert et les excitations alcooliques jusqu'aux plaisirs de l'amour légitime. C'est donc la sagesse que je conseille, ou au moins *l'otium cum dignitate*.

Quelle est la saison la plus favorable pour faire une bonne cure à Barèges?

Assurément, c'est pendant les mois de juillet et août, puisqu'ils sont les plus beaux et les plus chauds de l'année. Mais les eaux produisent d'aussi bons effets durant le reste de la saison thermale. Ainsi, chez les malades indigents qui viennent du 20 mai au 15 juin et du 15 septembre au 15 octobre, je constate chaque année les résultats les plus favorables, malgré la saison précoce ou tardive, malgré aussi un état général et des conditions hygiéniques habituellement défectueuses. On peut donc faire une bonne cure à Barèges pendant quatre bons mois, en prenant les précautions banales contre les variations atmosphériques. Les personnes qui y vont de bonne heure ou tard, ont l'avantage de bénéficier d'un tarif moins élevé qu'en pleine saison et aussi d'avoir le choix des heures de bains et de douches, chose fort difficile pendant l'affluence de juillet et août.

STATISTIQUE ET INDICATIONS GÉNÉRALES

Ç'a été un grand progrès dans la médecine thermale lorsqu'à l'ancienne formule, une station étant donnée, quel genre de malades doit-on y envoyer, on a substitué celle-ci : une maladie existant, à quelles eaux devons-nous la traiter ? La première était la suite de l'enthousiasme monographique grâce auquel on arrive, avec un peu d'imagination, à prouver qu'une même station thermale possède les vertus de la panacée ; la seconde est le résultat de l'examen et de la comparaison des propriétés des sources diverses. Cet éclectisme, nous l'avons employé pour ce qui regarde spécialement les eaux de Barèges, c'est-à-dire que nous avons noté dans quels cas ces eaux procurent d'excellents résultats, les cas où les résultats sont d'importance moyenne, et enfin les cas où ils étaient nuls ou nuisibles.

Voici un relevé statistique des effets des eaux de Barèges, fait à l'Hôpital militaire, par Armieux, sur 11.000 malades, pendant une période de 17 années (1). Ce relevé ne porte que sur une classe particulière de malades, c'est-à-dire sur des hommes jeunes en général et doués d'un tempérament vigoureux, puisqu'ils ont été reconnus propres au service. Il ne représente donc pas exactement la moyenne des affections traitées dans la clientèle ordinaire, les enfants, les femmes, toute une catégorie d'adultes et les vieillards n'y figurant pas. Mais il offre le précieux avantage de ne pouvoir être entaché de partialité et de fournir, sur les résultats éloignés de la cure, des renseignements plus précis que ceux qu'il est possible de réunir dans la pratique civile. Les règlements en usage dans l'armée prescrivent, en effet, d'envoyer, au mois de mars, à l'Hôpital thermal traitant, les résultats obtenus à l'aide de la cure de la saison précédente.

La statistique d'Armieux établit que les guérisons obtenues à la fin du traitement, jointes aux améliorations définitives constatées un an

(1) Armieux. — *Etudes médicales sur Barèges.* — Paris, Masson, 1880.

après la cure, portent au-dessus des *deux tiers* les effets favorables : les effets nuls, composant le dernier tiers. Proportions énormes si l'on songe qu'on ne reçoit à Barèges que les affections graves, invétérées, qui ont résisté à divers traitements longs et énergiques et souvent à des cures infructueuses près d'autres stations thermales.

En rangeant les maladies suivant le plus grand nombre d'effets utiles, on a relevé, à l'Hôpital militaire, pendant cette période d'observation dont j'ai parlé, les résultats curatifs dans la proportion suivante :

1° Syphilisme	82 %
2° Rhumatisme	80
3° Herpétisme	78
4° Maladies des nerfs et de la moelle.	77
5° Traumatismes	74
6° Divers	63
7° Scrofulisme	60

Ce tableau présente une classification numérique beaucoup trop spéciale à une catégorie de malades. Dans la pratique ordinaire, la proportion des affections traitées à Barèges n'est pas celle-là.

Ainsi le scrofulisme ne vient ici qu'en dernier rang parce qu'il ne s'agit, dans les cas observés, que d'hommes jeunes et vigoureux en général, tels que sont les militaires. Or, les manifestations du lymphatisme viennent en tête des affections traitées dans cette station. C'est surtout chez les enfants et les femmes que cette diathèse se manifeste : c'est aussi sur cette catégorie de malades que l'on obtient, tant à l'aide du traitement thermal que de la cure climatérique, les guérisons les plus marquées.

Je classerai donc les maladies justiciables de la cure de Barèges dans l'ordre suivant :

Lymphatisme. — Rhumatisme. — Syphilis.

Maladies des nerfs et de la moelle.

Affections chirurgicales affectant principalement les os et les articulations.

Herpétisme et maladies de peau.

Affections de nature diverse.

DU LYMPHATISME

Ce terme de lymphatisme paraîtra peu au courant des connaissances actuelles en anatomo-pathologie : le mot scrofulose serait plus juste, d'aucuns même écriraient tuberculose ; je le maintiendrai cependant, ne serait-ce que par euphémisme. C'est une désignation honnête, facilement admise par les gens du monde que la grosse expression de scrofule, et surtout de tuberculose, effarouche toujours. D'ailleurs elle s'applique à un ensemble de phénomènes vitaux bien délimité et enfin elle est parfaitement significative pour le médecin.

Le lymphatisme ne constitue pas, surtout au début, un état pathologique; il est une disposition particulière de l'organisme due à un trouble général de la nutrition de la cellule, une modalité de la constitution prédisposant à des affections d'une certaine nature plutôt qu'une maladie proprement dite. Ce trouble des fonctions biotiques suscite à son tour divers processus morbides parfaitement définis, variant de siège et de forme suivant l'âge et les conditions d'être de l'individu.

La plus fâcheuse des aptitudes conférées à l'organisme par la constitution lymphatique est l'état tout particulier de réceptivité pour l'infection tuberculeuse. Si tous les lymphatiques ne deviennent pas tuberculeux, un très-grand nombre de tuberculeux sont des lymphatiques.

Le lymphatique naît souvent d'un lymphatique; mais cette descéndance diathésique directe n'est pas absolue et fréquemment la diathèse qui se manifeste chez l'enfant n'est que le triste héritage des tares constitutionnelles des ascendants, tares acquises ou héréditaires aussi. Tous les dégénérés organiques, soit par les grandes dyscrasies, soit par l'âge, font souche de lymphatiques : *Senes et valetudinarii imbelles filios et vitiosa constitutione gignunt*, dit Fernel.

Le nombre d'enfants naissant entachés de lymphatisme est très grand : les conditions d'existence sociale actuelle semblent même progressivement accroître cette triste prédisposition. On les trouve chez toutes les classes de la société ; dans l'hôtel du millionnaire syphilitique ou dans l'appartement de l'homme du monde surmené, tout comme dans l'arrière-boutique obscure du commerçant, le logement encombré de l'ouvrier ou la masure du paysan. Même la garde qui veille à la porte des palais ne défend pas toujours rois ou empereurs de l'invasion de la diathèse.

Déchet humain, éminemment apte à l'ensemencement bacillaire, non-valeurs sociales, source dangereuse de contagion, abâtardissement de l'espèce, tel est le bilan général du lymphatisme.

C'est donc œuvre tout aussi sociale qu'humanitaire que tenter de ramener dans la voie biotique normale tous ces dégénérés organiques. Pour y parvenir, la médication ne fournit qu'un adjuvant infidèle. Les bonnes conditions hygiéniques constituent un moyen d'action plus actif qui devient très efficace quand on l'associe à l'aéro-hydrominero-thérapie, — suivant l'expression de Verneuil, — c'est-à-dire au traitement par le climat de montagne associé à l'action des eaux thermales, ainsi que cela se fait à Barèges.

Cette station, je ne saurais trop le répéter, présente des avantages immenses pour la cure du lymphatisme au début, quand il est temps encore d'enrayer la tendance à la maladie que confère ce tempérament. J'ai tant observé de ces pauvres petits êtres tarés, descendant de parents tarés aussi, qui se sont littéralement transformés grâce au climat et au traitement de Barèges ! Je les ai suivis dans leur évolution de la croissance : je les ai vu traverser sans encombre la crise de la puberté et, arrivés à l'âge d'homme, engendrer des enfants vigoureux ne présentant aucun signe de la dyscrasie paternelle.

Il est évident que, pour obtenir des résultats semblables, le séjour du petit malade auprès de ces Thermes devra être prolongé ; souvent renouvelé deux fois pendant la même saison thermale et réitéré chaque année durant une longue période.

Ce traitement, que je pourrais appeler *aéro-baro-hydrominéral,* agit, non seulement sur les phénomènes vitaux intimes au point d'enrayer la marche progressive de la diathèse, mais il procure encore, ainsi que nous le verrons plus loin, la guérison des accidents survenus à la suite, localisations morbides sur les tissus divers, peau, ganglions, muqueuses, os, articulations.

C'est généralement vers l'âge de cinq ans que le lymphatisme commence à manifester son influence défavorable sur l'organisme. Jusque-là, l'enfant lymphatique ne se distingue pas beaucoup des autres; souvent même il passe pour un bel enfant, — surtout aux yeux de la nourrice,— gros bouffi, gonflé de graisse, à peau pâle et translucide. On notera cependant de la tendance aux flux muqueux, écoulement oculaire, nasal, intéressant même la muqueuse bronchique, — enfants à poitrine grasse; — la peau présentera une irritabilité particulière, s'enflammant pour un rien, la face et le cuir chevelu sont le siège d'une éruption impétigineuse, souvent tenace, — croûte de lait.

Vers la cinquième année, les lésions, jusqu'ici superficielles, commencent à devenir plus profondes : on les voit envahir la muqueuse palpébrale, produisant des blépharites granuleuses avec chute des cils. La conjonctive oculaire est prise à son tour, elle s'enflamme, se vascularise outre mesure avec formation d'abcès cornéens qui laissent sur la membrane transparente des taches albugineuses indélébiles. D'autres fois la suppuration gagne le conduit auditif, suppuration prolongée, pouvant entraîner la perte de l'ouïe. Les masses ganglionnaires, cervicales d'abord, de toutes les régions après, s'engorgent, s'enflamment, suppurent : les ouvertures qui donnent issue à la matière fluidifiée se ferment par des cicatrices caractéristiques, stigmates indélébiles de la tare strumeuse.

La peau elle-même s'ulcère, les articulations

s'engorgent, s'empâtent, s'ankylosent, allant de la simple tumeur blanche à l'arthrite suppurée : les os sont envahis à leur tour avec production de caries, de nécroses, de suppurations interminables, qui finissent par épuiser totalement le malade et le livrent sans défense organique à l'invasion tuberculeuse pulmonaire ou méningée, fatal dénouement du drame scrofuleux auquel nous venons d'assister.

Mais le tableau général de la marche de la diathèse lymphatique comporte des variantes sans nombre, l'individu lui-même n'est pas toujours identique, son tempérament offrant des types différents : il y a des manifestations torpides ou éréthiques. Aussi, les accidents qui surviendront seront-ils plus ou moins graves.

S'il n'a pas succombé sous les attaques successives de la diathèse, le lymphatique, arrivé à son évolution physique complète, de vingt à vingt-cinq ans, voit généralement son état s'améliorer : mais il restera quand même sous la domination diathésique, porteur de telles localisations qui dureront toute la vie, vivant toujours dans la misère physiologique qu'il transmettra fatalement à sa descendance.

Il y a quarante ans, le traitement du lymphatisme et de la scrofulose était dévolu, en France, aux eaux sulfureuses des Pyrénées et à celles de

Barèges en particulier. Depuis, la médication chlorurée-sodique leur a été généralement substituée, sauf toutefois en ce qui concerne les complications graves, localisées sur les os et les articulations : personne, dans ce cas, ne contestant à Barèges la haute supériorité d'action de ses eaux thermales. Je n'ai point l'intention de faire leur procès aux eaux salées, mais je ne saurais trop m'élever contre cette opinion qui s'est enracinée dans l'esprit d'un grand nombre de médecins, à savoir que ces eaux seules peuvent être avantageusement employées contre les accidents primitifs du lymphatisme et ce, par ce que leur minéralisation généralement très-forte leur donne la propriété de modifier profondément la diathèse, ce que ne pourraient les sulfurées avec leur faible teneur en principes fixes. Nous avons vu, plus haut, ce qu'il fallait penser de cette singulière théorie basée sur une erreur physiologique.

Ce que j'affirme, c'est que nous voyons à Barèges guérir toutes les manifestations du lymphatisme, même les plus profondes, et la diathèse intime s'y modifier tellement que la *restitutio ad integrum* de l'organisme est complète après un traitement convenable fait à l'aide de ces eaux sulfureuses. Je maintiens surtout que, pour la cure du début, l'influence du milieu climatérique ambiant est un des plus puissants adjuvants du traitement thermal et que ces conditions ne se rencontrent que dans les montagnes et à une altitude suffisante.

C'est assurément à la réunion de ces deux facteurs qu'il faut attribuer les heureux effets que je constate, chaque année, sur des malades — la plupart du temps, des enfants, — qui n'avaient pas obtenu auprès des thermes salins les résultats que l'on espérait.

Manifestations cutanées

La peau, chez le lymphatique, possède une vitalité défectueuse et, par le fait, est exposée à divers accidents auquel le vice diathésique imprime un caractère tout particulier. Dans la première enfance, c'est l'*impétigo* — gourmes, croûtes de lait — qui se manifeste à la face et sur le cuir chevelu sous l'influence de la moindre irritation; plus tard survient l'*eczéma* à forme secrétante. Ces deux manifestations de la diathèse lymphatique guérissent promptement à Barèges. J'ai traité, pendant la dernière saison thermale, une petite fille de 6 ans dont le cuir chevelu, la face et une grande partie du cou étaient recouverts d'eczéma humide, provoquant de terribles démangeaisons, qui ne laissaient aucun repos à l'enfant. Après dix jours de traitement la réfection épidermique était opérée sur plusieurs plaques et au vingtième jour la guérison était complète.

L'âge avançant, les lésions de la peau imputables au lymphatisme deviennent plus profondes : c'est alors que surviennent les *scrofulides ulcéreuses cutanées* que l'on traite aussi avantageusement à Barèges.

Les affections lichénoïdes et lupiques, qui ne sont du reste que des cultures du bacille de Koch sur le terrain si favorable que lui fournit le lymphatisme, éprouvent, sous l'action de ces eaux, une marche régressive manifeste. Ce fait important avait été constaté depuis longtemps par Hardy. Nous voyons fréquemment être ainsi enrayé dans son évolution le *lupus* erythémateux au début, ainsi que le *lichen* lorsqu'il n'affecte pas le caractère ulcéreux.

Manifestations sur les muqueuses

Plus encore que le tégument externe, la surface muqueuse, que l'on a justement considérée comme une peau intérieure, est exposée aux lésions dépendantes de la strume. Ces lésions siègent plus particulièrement dans le voisinage des orifices naturels : sur la langue, les amygdales, la cloison du nez, le conduit auditif externe, le vagin et l'utérus, les yeux. Plus rarement elles envahissent l'intestin, amenant ainsi une diarrhée à forme spéciale. Je ne parlerai pas des localisations pulmonaires que l'on ne traite qu'incidemment à nos Thermes.

Ces manifestations lymphatiques sur les amygdales amènent l'hypertrophie de ces glandes avec inflammation chronique de l'isthme du gosier, propagation à la trompe d'Eustache et surdité, du moins dureté d'oreilles, consécutive. Cet accident est assez fréquent chez les adolescents et il a de graves inconvénients. L'enfant à qui son ouïe défectueuse ne permet pas de suivre la conversation de ceux qui l'entourent ou d'entendre les leçons des maîtres, passe souvent pour être entaché de paresse ou de sottise : son habitus extérieur porte assez, du reste, à le faire juger ainsi. Si l'on ne s'aperçoit pas de la vraie cause de cette apathie intellectuelle pour y porter promptement remède, l'intellect s'atrophiera effectivement.

J'ai observé, pour ma part, un grand nombre de ces cas très-heureusement modifiés par la cure de Barèges. L'hypertrophie tonsillaire éprouve une régression rapide, la vitalité de la muqueuse pharyngienne se modifie profondément, entraînant la décongestion de la trompe, rouvrant le passage à l'air vers la caisse du tympan et rétablissant la netteté de l'ouïe. Pas n'est besoin, pour obtenir ce résultat, d'applications topiques médicamenteuses, ni de cathétérisme; l'action seule de l'eau minérale suffit particulièrement appliquée en gargarismes tels que je les ai indiqués plus haut. En même temps disparaît la tendance aux poussées d'angine et aux engorgements ganglionnaires consécutifs.

Une localisation non moins grave, tant au point de vue de la perte du sens de l'odorat que de la situation du malade dans la société, est l'ulcération de la cloison du nez. N'occasionnant d'abord qu'une simple gêne avec olfaction affaiblie, elle provoque ensuite un écoulement mucopurulent qui se concrète en croûtes sanguinolentes; peu à peu la muqueuse est détruite sur une étendue plus ou moins large, mettant à nu la charpente de la cloison qui, à son tour, se nécrose. A ce moment, l'odorat est complètement perdu et le malheureux malade devient *punais*, c'est-à-dire l'objet de la répulsion générale, tant est infecte l'odeur que son *ozène* répand autour de lui. Tous ces accidents, surtout s'ils sont pris de bonne heure, sont conjurés par le traitement de Barèges appliqué avec énergie — ainsi qu'on peut toujours le faire chez les lymphatiques. — Mais au traitement thermal général, il est essentiel d'associer les irrigations nasales, qui produisent dans ce cas les effets topiques les meilleurs.

Les écoulements otorrhéiques éprouvent la même influence curative, qui est définitive lorsque la lésion n'a pas détruit les organes essentiels de l'oreille moyenne. Même alors, malgré les désordres existants, le traitement de Barèges est utile pour enrayer la marche du processus qui menace d'envahir la cavité crânienne, et éviter ainsi toutes les graves complications qui en sont la suite.

L'action de ces eaux se fait également ressentir sur les écoulements vagino-utérins si communs chez les jeunes filles à l'époque de la puberté. Non seulement cet état défavorable de la muqueuse est modifié, mais encore les fonctions physiologiques de l'appareil utéro-ovarien sont ramenées dans la direction normale, provoquant ou régularisant la menstruation de type si anormal chez beaucoup de jeunes filles lymphatiques.

Quant à la muqueuse oculaire, palpébrale ou globulaire, elle est très fréquemment le siège d'accidents d'origine strumeuse : accidents aigus, tels que la conjonctivite phlycténulaire, les poussées d'inflammation et de vascularisation se compliquant d'abcès en coup d'ongle ou envahissant les lames de la cornée, pouvant entraîner des synéchies ou la perforation de la membrane pellucidé avec toutes les complications consécutives ou chroniques, telles que les blépharites granuleuses, avec chute des cils, albugo avec obnubilation complète ou partielle du champ visuel, ulcérations des points lacrymaux et catarrhe ou occlusion du canal nasal.

Dans ces cas, l'action des eaux de Barèges se montre non moins efficace, je dirai même énergique, que sur les manifestations gutturales ou nasales de la diathèse lymphatique.

Localisations ganglionnaires

Elles constituent la manifestation la plus caractéristique du lymphatisme profond : celle qui confère à celui qui en est atteint le cachet indélébile de la diathèse : *les écrouelles.*

Ces engorgements des glandes lymphatiques succèdent habituellement à des irritations cutanées du voisinage : irritations, conséquence, du reste, de la même manifestation diathésique. Ces glandes deviennent alors dures, plus ou moins douloureuses et s'entourent promptement d'une épaisse gangue de tissu fibreux au milieu de laquelle elles se perdent.

Les premiers ganglions atteints sont habituellement ceux qui occupent les gaînes des sterno-mastoïdiens et le plancher de la bouche. L'engorgement est symétrique ou unilatéral : cette distinction a son importance quant au pronostic. Le pli de l'aîne, les régions axillaire et pré-sternale sont aussi le siège fréquent de ces poussées ganglionnaires.

Sous l'influence du traitement de Barèges, ces états des glandes lymphatiques éprouvent deux modifications. Ils se résolvent : on voit alors diminuer progressivement l'empâtement du tissu conjonctif ambiant; le chapelet ganglionnaire se perçoit avec netteté, les masses indurées se mobilisent et reprennent peu à peu leur volume normal. Cet effet résolutif est particulièrement rapide, ainsi que je l'ai constaté dans bien des cas, lorsque l'engorgement n'a envahi qu'un seul côté du cou. C'est dans ces cas que l'application de la douche n° 2 avec faible jet est particulièrement avantageuse.

La terminaison heureuse des adénites lymphatiques s'observe fréquemment à nos Thermes et je ne m'explique pas que Bordeu ait pu écrire « qu'il s'étonnait de ne pas voir fondre les glandes à l'aide des eaux de Barèges. »

D'autres fois, on voit une ou plusieurs de ces tumeurs lymphatiques résister à la poussée résolutive. Elles gonflent, s'enflamment et menacent de s'ouvrir. Dans ce cas, surtout sur une région apparente, il ne faut pas attendre leur ouverture spontanée. La peau est alors mortifiée sur une certaine étendue et la cicatrice sera difforme, et d'aspect tout particulier, tandis que l'incision faite à temps ne laisse d'ordinaire qu'une cicatrice peu marquée.

Ici encore, le traitement de Barèges jouit d'une grande efficacité. Sous son action ces glandes suppurées se vident rapidement et la fermeture des fistules par lesquelles s'opérait l'écoulement purulent s'obtient en peu de temps.

Les bons effets de cette cure se manifestent donc activement dans le lymphatisme ganglionnaire. Grâce à elle, les colonies bacillaires meurent sur place, empêchées ainsi d'envahir les tissus voisins ou les viscères; l'organisme tout entier en retire un remontement général qui le rend plus apte à résister aux attaques ultérieures de la diathèse — les plus sérieuses celles-là.

Manifestations osseuses

Les travaux récents — ceux du professeur Lannelongue en première ligne, — ont démontré que les lésions osseuses survenant chez les lymphatiques ne sont que des tuberculoses locales. Si, au point de vue doctrinal, en même temps que pronotisque, en ce qui concerne l'invasion possible des viscères par le bacille et, par le fait, la durée de la vie, ces données présentent une grande importance, il n'en est pas de même pour ce qui regarde les effets du traitement thermal appliqué à ces manifestations de la strume. Que la lésion osseuse résulte d'une invasion bacillaire ou qu'elle consiste seulement en une altération vitale du tissu de l'os, l'action de l'eau minérale se manifestera de la même façon. C'est ainsi qu'une suppuration entretenue par un séquestre provenant de la nécrose tuberculeuse d'une portion osseuse évoluera de même façon qu'une suppuration occasionnée par les suites de l'ostéomyélite, d'abcès périostés dus à d'autres organismes bactéridiens, ou même d'une simple fracture avec esquilles retenues dans l'os de nouvelle formation. Dans l'un et l'autre cas, dès les premiers jours, la matière qui s'écoule par les trajets fistuleux changera de nature, deviendra plus abondante ; la circulation locale s'exagèrera, des bourgeons charnus surgiront, le séquestre se mobilisera, migrera jusqu'à ce qu'il soit entraîné au dehors, par fragments mêlés au pus ou rejeté en totalité ainsi que cela se voit souvent. Après l'expulsion de ce corps étranger, l'écoulement tarira rapidement et la fistule sera close d'une manière définitive.

Cet action élective de l'eau de Barèges sur les lésions profondes des os est connue de longue date et la réputation qu'ont acquise ces eaux minérales d'être, dans ce cas, d'une action incomparable est certes des plus méritées. J'étudierai séparément cette application de nos eaux aux lésions osseuses d'origine strumeuse et à celles ayant une autre cause que je réunirai dans un paragraphe spécial sous le titre de lésions chirurgicales des os.

Les accidents osseux dus à la diathèse lymphatique se rencontrent en très-grand nombre à Barèges : non pas qu'ils constituent la complication la plus habituelle de la strume, mais parce qu'il est admis que ces lésions profondes guérissent tout particulièrement à l'aide de l'emploi de ces eaux et c'est pour cela qu'on les y rencontre si nombreuses.

Je crois avoir assez insisté sur ce fait que les accidents de début, et surtout le simple état diathésique, étaient modifiés intimement par la cure de Barèges. Je répèterai donc encore combien il serait possible d'éviter ces malheureuses complications par un traitement climatéro-thermal appliqué en temps utile.

La strume osseuse ne se produit pas ordinairement d'emblée : elle suit l'apparition des manifestations diathésiques sur la peau ou les muqueuses. Mais elle constitue quelquefois l'accident initial, ou du moins réputé tel, d'autres signes de lymphatisme profond étant passés inaperçus. Dans ces cas-là c'est par un ou plusieurs abcès froids qu'elle se révèle. Ces collections évoluent avec lenteur, insidieusement même, et l'os est déjà malade depuis longtemps quand elles attirent l'attention. Tels les abcès froids d'origine vertébrale qui ne viennent se montrer à la racine de la cuisse que lorsque le corps de la vertèbre est déjà détruit par la tuberculose.

Ces *abcès par congestion,* quand ils sont peu nombreux et surtout de petit volume, guérissent fréquemment à Barèges par résolution, surtout s'ils se manifestent chez les lymphatiques à constitution encore vigoureuse. Ils se comportent alors comme ces poussées ganglionnaires qui se résorbent sans suppuration ; j'en ai, pour ma part, observé plusieurs cas ; un surtout qui me frappa au début de ma pratique thermale, en 1878. Une jeune fille de 14 ans me fut adressée par le professeur Bitot, de Bordeaux, portant sur la saillie du grand trochanter gauche un abcès ossifluent du volume d'un œuf de poule. L'état de l'enfant était bon : cette collection disparut à Barèges, progressivement, après un traitement approprié et jamais plus il ne s'est produit de poussée de ce côté-là.

Lorsque ces abcès s'ouvrent spontanément ou sont ouverts par le chirurgien, la cure de Barèges est non moins efficace pour modifier la cavité de la collection, éliminer, si elle est mortifiée, la lame osseuse correspondant au soulèvement périosté et fermer définitivement le trajet fistuleux.

Mais le plus souvent cette localisation avancée de la strume envahit plus profondément le tissu osseux. Les éléments anatomiques de l'os sont enflammés d'abord et mortifiés ensuite, amenant ainsi la nécrobiose d'une partie de l'organe, c'est-à-dire un séquestre, véritable corps étranger, entretenant une suppuration continue ou intermittente. Lorsque cette suppuration sera étendue, elle deviendra une cause d'épuisement qui conduira le malade au marasme, sinon à l'invasion tuberculeuse viscérale.

C'est ici que le traitement de Barèges est vraiment d'action incomparable et produit des guérisons qu'aucune médication, y compris l'intervention médico-chirurgicale, ne peut procurer. J'ai insisté déjà sur le mode de manifestation de l'énergie thermale dans ces circonstances, indiqué comment l'écoulement changeait de nature, coulait en plus grande abondance, entraînant des débris mortifiés ou des masses nécrosées plus volumineuses, montré les ouvertures atones des fistules se recouvrant de bourgeons charnus vigoureux. En même temps, à l'aide de l'action combinée des eaux minérales et de l'influence climatérique, on voit l'état général du malade éprouver comme une évolution vitale des plus avantageuses. La fièvre, s'il en existe, se calme, le sommeil est meilleur, l'appétit se réveille, les diarrhées s'enraient, les sueurs nocturnes cessent, enfin toute une vitalité nouvelle se manifeste chez l'individu.

Mais c'est surtout dans ces circonstances-là que la plus grande prudence devra présider à la direction du traitement thermal sous peine, non seulement de compromettre les bons résultats espérés, mais encore de provoquer des complications graves dont les suites peuvent être néfastes. Tandis que, sagement conduit, ce même traitement est capable, quelquefois même dans une seule saison, de procurer la guérison dans les cas les plus sérieux.

Beaucoup de médecins, surtout s'ils sont plus particulièrement chirurgiens, trouveront sinon partiale, du moins exagérée, cette prétention de vouloir libérer ainsi, par l'action seule des eaux de Barèges, les strumeux des séquestres et des suppurations dont ils sont porteurs. A cela je puis répondre par les faits innombrables, patents, et, c'est le cas de dire, pièces en mains, puisque le malade emporte ses séquestres dans sa poche, j'ajoute même, après d'autres observateurs, parmi lesquels E. Rochard — un sceptique que l'examen des faits bien prouvés a convaincu (1), — que l'intervention chirurgicale la mieux appliquée ne peut pas assurer au pa-

(1) E. Rochard. — Traitement des maladies chirurgicales par les eaux minérales.

tient, chaque fois qu'il s'agit d'une maladie osseuse, le résultat que lui procurera le traitement barégeois. Il faudra plus de temps, mais l'effet produit sera définitif. Tandis qu'on ne peut jamais affirmer, après avoir enlevé, ruginé, gratté l'os malade, que le mal ne reparaîtra pas; et cela, parce qu'il est impossible de fixer, même avec tous les moyens d'investigation dont le laboratoire dispose, jusqu'à quel point il faut sectionner et si le tissu où l'on s'arrête n'est pas atteint de troubles nutritifs intimes qui amèneront un jour ou l'autre sa mortification. La nature, opérant par l'intermédiaire de l'intervention thermale, lentement mais sûrement, enraiera la nécrobiose à l'endroit voulu et, lorsque la guérison paraîtra assurée, elle sera bien définitive.

Je possède un grand nombre de relevés de lésions osseuses, tant de cause strumeuse que d'autre origine, où l'intervention chirurgicale avait été considérée comme ayant amené une guérison durable et, sur les statistiques hospitalières, tous ces résultats auraient figuré, à la sortie, parmi les plus favorables. Or, je les ai vu revenir six mois, un an, deux ans après l'opération, avec fistules et suppurations nouvelles occasionnées par des séquestres formés dans le tissu osseux que l'on avait considéré comme sain puisqu'on l'avait laissé en place.

Il peut se présenter que les masses nécrosées

soient enveloppées par la prolifération osseuse nouvelle, dans ces conditions, le séquestre retenu, enchâtonné, ne pourra être expulsé naturellement. L'intervention chirurgicale est alors forcément indiquée; mais avant d'y procéder il sera très-utile, et ce, pour les raisons que je viens de donner, de soumettre préalablement le malade au traitement de Barèges. Grâce à l'action thermale, ce séquestre sera mobilisé, et les tissus avoisinants ramenés à l'état normal. Dans ces conditions, l'opération produira une guérison vraiment durable.

Plusieurs de ces localisations osseuses, surtout celles qui siègent sur les os longs, ne sont pas toujours d'origine strumeuse. L'ostéomyélite, ainsi que je le ferai voir plus loin, est bien plus souvent en cause. Il sera donc important, ne serait-ce qu'au point de vue du pronostic, d'établir la distinction.

L'ostéomyélite, ainsi que Lannelongue l'a démontré, se localise aussi sur les corps vertébraux; avec l'arthrite rhumatismale, mais surtout la *tuberculose vertébrale*, elle contribue à l'ensemble symptômatique désigné sous le nom de *mal de Pott*.

Cette dernière cause de carie vertébrale, quand elle est prise de bonne heure, éprouve à Barèges les plus heureux effets, non seulement quant aux lésions osseuses, mais encore sur les accidents paraplégiques consécutifs à l'ostéite au début et à la méningite rachidienne. L'action élective de ces eaux sur le cordon spinal explique bien ces résultats.

Lésions articulaires

Presque aussi souvent que les os, les articulations sont le siège de lésions d'origine lymphatico-strumeuse. Par ordre de fréquence, ce sont la hanche, le genou, le cou-de-pied, le tarse et le métatarse, le poignet, le coude, le carpe et le métacarpe qui sont envahis.

Les parties molles sont d'abord atteintes; la synoviale s'épaissit, les tissus péri-articulaires s'engorgent, la jointure se tuméfie, le mouvement devient difficile sinon impossible. Tant à la suite de cette immobilité forcée que des troubles trophiques amenés par la maladie, les muscles qui s'insèrent dans le voisinage de l'articulation atteinte s'atrophient, amenant ainsi cet étranglement supra-articulaire surtout si manifeste dans les arthrites de cette nature ayant envahi le genou. Ces tuméfactions articulaires évoluent lentement, sans mouvement inflammatoire prononcé; de là est venue l'appellation de *tumeurs blanches*, par laquelle on les désigne.

Lorsque la maladie est encore à cette période, le pronostic thermal est favorable et l'on peut compter sur la guérison à l'aide des eaux de Barèges. Mais le traitement demande à être conduit avec les précautions qu'une longue expérience peut seule indiquer, sous peine de complications sérieuses.

Si la cure est sagement dirigée et assez prolongée, on voit peu à peu l'état local se modifier; la tuméfaction diminue, les tissus voisins reviennent à une vitalité nouvelle, le malade reprend l'usage de son membre et, s'il persiste de la raideur articulaire, le temps et l'exercice finiront par la faire disparaître.

Cet heureux résultat se produit alors même que l'articulation est boursouflée de végétations synoviales, donnant à la palpation cette sensation mollasse qui simule la fluctuation, d'un pronostic si défavorable en général. C'est au genou surtout, et principalement chez les enfants ou les jeunes gens que cette forme se rencontre. L'arthrite strumeuse guérit — et j'en pourrai citer de nombreux exemples — par l'action seule du traitement barégeois, sans laisser aucune gêne fonctionnelle. Bien entendu que pour enrayer ainsi la marche du mal, l'état général doit s'améliorer aussi : c'est justement à cela que contribue l'action du climat de Barèges qui est, dans ces conditions, un adjuvant des plus précieux.

Malheureusement, surtout si la santé générale est mauvaise, et si les soins convenables n'ont pas été donnés, les lésions ne s'arrêtent pas aux parties molles; elles s'étendent aux cartilages et aux os. L'inflammation de ces tissus provoque de graves désordres, amène la destruction de l'os avec gonflement parfois énorme des extrémités épiphysaires et même subluxation de l'article : la suppuration survient abondante, perçant de nombreux trajets fistuleux par où s'écoule un liquide d'aspect tout particulier.

Même ces cas, en face desquels le chirurgien perd tout espoir de guérison à l'aide des moyens dont il dispose, et se voit obligé de conseiller l'amputation, même ces cas s'améliorent et guérissent à Barèges, pourvu toutefois que l'état général du malade et aussi l'état des viscères, du poumon spécialement, permettent d'appliquer le traitement. Plus encore que dans la première forme de la tumeur blanche, il faudra ici que le malade soit prudent : le moindre écart de la ligne de conduite thermale qui lui aura été tracée pourrait entraîner pour lui les désordres les plus fâcheux.

Cette forme si grave de l'arthrite strumeuse guérit donc souvent à Barèges; quelquefois avec conservation totale ou partielle du mouvement; le plus souvent avec ankylose qu'il faut savoir amener dans la situation fonctionnelle la plus favorable.

On détache habituellement de ce groupe d'arthrites, pour l'étudier à part, l'inflammation strumeuse localisée sur l'articulation de la hanche. On appelle cette affection *coxalgie* : désignation un peu vague qui permet d'englober sous la même appellation des lésions coxo-fémorales de causes diverses. La dénomination de *coxo-tuberculose*, mise en avant par Lannelongue, est plus juste dans le cas particulier qui nous occupe.

Cette arthrite est assez fréquente chez les enfants lymphatiques : quoique d'évolution insidieuse au début, elle présente cependant des symptômes précoces qui peuvent en faire reconnaître de bonne heure l'existence. C'est là un point très-important, car, traitée à ce moment, tant localement qu'au point de vue diathésique, la maladie est beaucoup plus susceptible de guérir que lorsqu'on a laissé survenir des désordres capsulaires, cartilagineux et surtout osseux. A la période de début, l'extension continue avec mobilité conservée au membre, suivant la manière de procéder du professeur Lannelongue, amène la disparition de la poussée coxale à la condition de placer le malade dans les meilleures conditions hygiéniques possibles. Il serait désirable que les médecins comprissent que ce mode de traitement mécanique serait puissamment aidé par le traitement thermal et le séjour climatérique de Barèges, traitement qui peut si facilement s'associer à l'extension continue avec l'appareil de Lannelongue. Même sans contention, en empêchant seulement le malade de fatiguer sa hanche, la coxalgie au début guérit toujours à Barèges, à la condition, je le répète, que l'état général soit favorable.

Mais, souvent les débuts de la maladie passent inaperçus et l'attention n'est attirée sur l'état de la hanche que lorsque de graves désordres locaux existent déjà. Ceux-ci peuvent faire des progrès rapides et, la mauvaise santé générale aidant, arriver à la suppuration avec production de fistules. Complication extrêmement sérieuse dont le moindre inconvénient est d'amener une infirmité définitive, et qui souvent entraîne la mort du malade par l'épuisement qu'occasionne une suppuration intarissable, ou par la localisation bacillaire sur le poumon, les méninges ou le péritoine.

C'est à Barèges seulement que ces graves désordres peuvent guérir encore, et nous constatons, toutes les saisons, des arrêts de la suppuration avec fermeture définitive des fistules dans nombre de cas considérés comme désespérés. Les eaux salines et le traitement maritime sont impuissants à produire ces améliorations. Les

relevés de Cazin (de Berk-sur-Mer), communiqués à l'Académie de médecine par son élève Iscovesco, en sont la preuve manifeste (1). Comme les autres arthrites suppurées, les coxalgies devront être traitées, au point de vue thermal, avec une grande prudence. Plusieurs saisons seront même nécessaires quelquefois ; la guérison s'obtiendra le plus souvent avec ankylose, avec toutefois marche encore possible et que facilitera, à la longue, le jeu complémentaire des articulations du bassin combiné à la vigueur compensatrice des muscles fessiers.

(1) Iscovesco. — Académie de médecine, séance du 16 septembre 1890.

DU RHUMATISME

On trouve des rhumatisants dans toutes les stations thermales : ce qui prouve que c'est moins le rhumatisme que l'état constitutionnel que ces malades vont soigner aux eaux; c'est qu'en effet, il y a autant de formes de rhumatismes qu'il y a d'individus rhumatisants, chacun imprimant à son rhumatisme la caractéristique de la diathèse qui le domine.

Pour ce qui est de Barèges, les rhumatisants y viennent en nombre; mais les résultats sont surtout favorables dans les manifestations rhumatismales de nature non éréthique.

Le rhumatisme *aigu*, qui est une fièvre infectieuse avec localisations sur les séreuses, ne doit être envoyé à aucune eau thermale. Ce n'est que plus tard, lorsque tout phénomène inflammatoire aura disparu qu'on pourra tenter de traiter avantageusement à Barèges, grâce aux propriétés résolutives de ces eaux minérales, les dépôts plastiques siégeant aussi bien dans les jointures que sur la tunique interne des vaisseaux. On voit, en effet, des souffles prononcés de rétrécissement mitral ou aortique consécutifs à des concrétions fibrineuses déposées sur les valvules par la poussée d'endocardite rhumatismale, disparaître à l'aide du traitement barégeois tout comme les raideurs articulaires suites de la fièvre rhumatismale. Toutefois, je ne conseillerai pas, pour obtenir cet effet résolutif, d'imiter la façon de procéder de ce praticien qui n'hésitait pas à prescrire l'application de la douche n° 1 à plein jet sur la région pré-cordiale, quand il avait constaté la présence d'exsudats sur l'endocarde.

Le *rhumatisme musculaire* est à juste titre considéré, depuis Trousseau, comme une névralgie. Ces douleurs musculaires se comportent à Barèges comme font les douleurs névralgiques : elles sont surexcitées au début de la cure pour peu que l'on ait fait usage de sources un peu énergiques. Mais peu à peu cette exacerbation s'apaise et, d'habitude, cette manifestation rhumatismale disparaît. Cependant, vu la facilité avec laquelle ces formes névralgiques du rhumatisme sont surexcitées par les eaux actives, j'estime que les eaux thermales moins excitantes devraient être indiquées de préférence.

Un état rhumatismal différent de ces deux manifestations de la diathèse, est le *rhumatisme chronique* d'emblée, c'est-à-dire se reconnaissant à une fluxion douloureuse des articulations, sans fièvre ni phénomènes inflammatoires manifestes, qui envahit successivement les diverses jointures et qui possède une singulière tendance à se reproduire surtout sous l'influence du froid humide. Le rhumatisme de cette nature constitue déjà par lui-même une affection pénible tant qu'il reste à la période fluxionnaire ; mais, lorsqu'il se localise sur une jointure, il peut amener de graves infirmités par la gêne ou l'ankylose de l'articulation, avec atrophie des muscles aboutissants, impuissance ou attitude vicieuse du membre.

Si le rhumatisme chronique est commun dans tous les états diathésiques, il est particulièrement fréquent chez les lymphatiques, gens exposés à être atteints par toutes ces déviations biotiques amenant le ralentissement de la nutrition générale.

C'est surtout chez cette catégorie de malades rhumatisants que le traitement de Barèges procure les meilleurs effets. Il est donc indiqué tout particulièrement lorsque la manifestation rhumatismale est en pleine évolution; mais ce traitement devient indispensable lorsque le rhumatisme s'est *fixé* sur une jointure. La localisation rhumatismale sur une articulation chez un malade lymphatique est toujours très dangereuse. Un grand nombre d'arthrites devenues *tumeurs blanches* n'ont pour origine que les désordres provoqués par la fluxion rhumatismale réitérée sur la jointure malade. Les eaux de Barèges, employées en temps utile, offrent le meilleur moyen d'enrayer cette fâcheuse tendance de la localisation rhumatismale. Plusieurs saisons sont généralement nécessaires et l'on se trouvera bien d'employer le massage pour aider à ramener la vitalité dans les masses musculaires atrophiées et le mouvement dans les articulations raidies. De cette manière, les plus fâcheuses complications du rhumatisme mono-articulaire pourront être évitées. Il m'a été souvent donné de constater, quand il s'agissait de ces cas-là, la supériorité marquée des sulfurées de Barèges sur les chlorurées-sodiques thermales : Bourbonne, Bourbon-l'Archambault, Balaruc, ne sauraient les remplacer avantageusement.

Les lésions articulaires de cause rhumatismale ne présentent pas toujours autant de gravité : elles se bornent à un état de sécheresse de la synoviale avec dépolissage de la surface cartilagineuse. Dans ce cas, le malade perçoit des craquements dans sa jointure; ces craquements sont parfois si marqués qu'on peut les entendre à distance. C'est surtout au genou que se manifeste cet ensemble symptomatique qui indique l'existence de *l'arthrite sèche*.

Comme les arthropathies graves, qui sont d'autant plus améliorées par le traitement de Barèges qu'elles se sont produites chez un malade à tempérament lymphatique, les *arthrites sèches* de nature strumeuse sont très-heureusement modifiées par ces eaux, qu'on pourra employer énergiquement dans ce cas, tandis qu'il faudra être plus réservé s'il existe un état éréthique irritable.

Le *rhumatisme blennorrhagique* n'est qu'une arthrite infectieuse consécutive à la migration de gonocoques. Les lésions qu'elle produit dans la jointure où elle se localise ont, avec celles que produit le rhumatisme chronique, surtout s'il y a parité de fond diathésique, une similitude marquée en ténacité et en gravité. On peut donc avantageusement leur appliquer le même traitement à Barèges.

On voit encore souvent, dans notre station, une forme de rhumatisme chronique, localisée spécialement sur les petites jointures et beaucoup plus fréquent chez les femmes. C'est le *rhumatisme noueux*. Le tempérament lymphatique y est surtout disposé : « La scrofule est un fonds sur lequel l'arthrite rhumatoïde se développe fréquemment. » (Charcot.)

Le rhumatisme noueux est un rhumatisme poly-articulaire chronique et progressif : il affecte de préférence et d'une façon symétrique les petites jointures, celles des mains en particulier, et tend à se généraliser en procédant de la périphérie vers la racine des membres et vers le tronc. Il détermine, à la longue, dans les parties intéressées des lésions irréparables, donne lieu à des difformités caractéristiques et des infirmités très pénibles. Evolution lente, mais à peu près continue et progressive, sans symptômes généraux et particulièrement pas de fièvre. (E. Homolle.) Il se manifeste surtout à l'âge mûr; mais on le rencontre assez souvent encore entre vingt et trente ans. Si on ne s'oppose pas dès le début à son évolution, cette arthropathie finit par amener l'impotence.

Traité de bonne heure par les eaux de Barèges, le rhumatisme noueux est enrayé dans sa marche et, si on a le soin d'aider plus tard l'action thermale par l'administration de médicaments appropriés et une hygiène convenable, il sera possible d'éviter l'infirmité.

Le rhumatisme noueux ainsi défini a été longtemps confondu avec la goutte : Cruveilhier l'appelait même la « goutte des femmes ». Les travaux de Charcot, en particulier, ont différencié l'ensemble symptomatique constituant cette forme de rhumatisme des manifestations goutteuses.

J'ai observé des nodosités plus accentuées encore qui avaient envahi la plupart des articulations des phalanges pendant que les jointures des orteils restaient indemnes et que les genoux seuls présentaient les signes du rhumatisme chronique. Ces nodosités étaient farcies de concrétions volumineuses qui simulaient les tophus goutteux. Le diagnostic de goutte aurait certainement été porté sans hésitation, si le traitement de Barèges n'avait pas heureusement modifié ces accidents dus uniquement à une forme exagérée de rhumatisme noueux. Les eaux sulfureuses, et en particulier celles de Barèges, possèdent, en effet, une action défavorable sur les accidents goutteux : il est de règle, dans ce cas, de voir survenir une poussée, souvent violente, ainsi que je l'ai vu chez plusieurs malades qui avaient cru pouvoir diriger eux-mêmes leur traitement.

Cette propriété congestive des eaux de Barèges peut servir quelquefois avantageusement à provoquer la manifestation de la goutte franche dans certains cas douteux où l'on éprouve de la difficulté à différencier de la goutte quelque accident de nature rhumatismale. Mais, en général, on doit éviter systématiquement d'envoyer auprès de ces eaux tous les malades chez lesquels on soupçonne — et à plus forte raison chez lesquels on reconnaît — l'existence de la goutte.

DE LA SYPHILIS

Il y a longtemps qu'on a fait jouer aux eaux minérales, et aux eaux sulfureuses en particulier, un grand rôle dans la cure de la syphilis. Certains auteurs ont même prétendu que cette dyscrasie pouvait s'amender et même cesser ses manifestations à l'aide d'un traitement simplement thermal. Quelques cas exceptionnels ont pu donner naissance à cette opinion. Il est avéré aujourd'hui que la syphilis, chez certains individus vigoureux, sans tare constitutionnelle, sobres, jouissant d'une aisance qui leur permet d'user d'une bonne alimentation et de suivre les pratiques hygiéniques les meilleures, peuvent guérir de leur vérole sans traitement aucun. Des guérisseurs qui sont les adversaires du mercure, ont étagé leur enseignement sur des cures de cette nature. Rien d'étonnant donc à ce que des syphilitiques placés dans ces bonnes conditions aient guéri par le seul usage d'eaux minérales toniques, stimulantes, excitant tout le système excréteur et particulièrement les fonctions de la peau.

Mais il n'en est pas ainsi en général. Les eaux minérales, même les sulfureuses, ne remplacent pas les spécifiques. Elles les aident puissamment de deux manières : 1° en mettant l'organisme en état de supporter des doses massives de médicaments hydrargyriques ou iodurés. C'est un avantage précieux lorqu'on se trouve en présence d'une syphilis qui, par elle-même, ou à cause de l'état général défectueux du malade, affecte un caractère particulier de gravité qui nécessite une intervention énergique. J'ai souvent constaté à Barèges combien devenait grande, chez les syphilitiques en traitement, cette tolérance pour les préparations spécifiques, que j'ai l'habitude de toujours associer à la médication thermale. Cette tolérance de l'économie vis-à-vis d'agents aussi actifs permet de hâter ainsi l'amélioration attendue par les malades ;

2° En relevant les forces des syphilitiques alanguis ou tombés en cachexie. La cachexie syphilitique n'a pas toujours pour cause l'action du virus lui-même. Elle résulte quelquefois d'une sorte d'intoxication par l'agent principal du traitement spécifique. On dirait que certaines combinaisons organiques du mercure éprouvent une grande difficulté à s'éliminer de l'organisme. De là des phénomènes d'affaiblissement vital ou de déviations fonctionnelles. Il est avéré qu'un traitement thermal opéré à l'aide des sulfureuses fortes agit énergiquement sur cet état dyscrasique. Sous son influence, le poison s'élimine, au point que l'on a pu constater des salivations alors que la dernière administration du mercure remontait à plus de dix mois. Preuve que l'hydrargyre, retenu dans les tissus, a été mis en liberté grâce à l'action de ces eaux minérales et qu'il a pu manifester son action sur les glandes salivaires. (Durand-Fardel.)

Enfin les eaux sulfureuses, et surtout celles de Barèges, révèlent souvent, par des éruptions cutanées ou des poussées muqueuses à caractère spécifique, la présence d'un virus larvé ou dont on croyait la puissance définitivement épuisée. Cette action si importante des eaux sulfureuses sur les syphilitiques, action qui les a fait qualifier de *pierre de touche* pour le diagnostic de la diathèse, est contestée par les uns et affirmée par les autres. Elle existe incontestablement, bien distincte de la poussée thermale qui, ainsi que je l'ai fait remarquer plus haut, est surtout le résultat du contact prolongé d'une peau délicate avec une eau fortement excitante et thermale, je l'ai, pour ma part, constatée bien des fois ; en voici un exemple des plus marqués. Un jeune homme de 29 ans ayant contracté la syphilis à l'âge de 22 ans et ayant suivi un traitement spécifique très-consciencieux n'a plus noté de manifestations spécifiques depuis quatre ou cinq ans. En vue d'un mariage projeté, il vient à Barèges pour savoir s'il était, suivant son expression, complètement « lessivé ». L'état général était excellent, et l'on ne trouvait même pas chez lui ces engorgements ganglionnaires cervicaux ou épitrochléens, ou les saillies en dents de scie de la crête tibiale qui sont le signe caractéristique d'une syphilis ancienne. Soumis à un traitement actif, ce jeune homme vit survenir, après le quinzième jour, une éruption de couleur cuivrée qui recouvrait tout le dos et dont l'aspect ne laissait aucun doute sur sa nature. Il fit alors un usage prolongé de la médication usitée en pareil cas et se soumit à une hygiène sévère. Il s'est marié depuis et il a procréé deux enfants vigoureux n'ayant nullement hérité de la diathèse de leur père.

Il est fréquent de voir venir à nos eaux des jeunes gens à la recherche de la certitude de la guérison de leur syphilis en vue d'un mariage prochain. Souvent même le médecin-consultant est sollicité d'exprimer son avis sur cette importante question, à savoir si le jeune homme est assez guéri pour pouvoir se marier sans inconvénients. On ne saurait trop rester sur la réserve dans une affaire aussi grave par ses conséquences possibles. Si, dans bien des cas, on est autorisé à se prononcer suivant les manifestations positives ou négatives que le traitement aura provoquées, on ne se permettra jamais d'émettre un avis favorable sans conseiller en même temps au futur mari de continuer pendant longtemps encore l'usage de l'iodure potassique et l'observation rigoureuse d'une hygiène bien comprise.

J'ai dit plus haut que la syphilis empruntait au terrain sur lequel elle se développait son caractère de plus ou de moins de gravité. La constitution lymphatique est tout particulièrement favorable à l'évolution sérieuse des accidents spécifiques : aussi ces sortes de syphilis devront tout particulièrement être soumises, en même temps qu'au traitement médicamenteux approprié, à l'action des eaux sulfureuses fortes et particulièrement de Barèges, qui procure, dans ces cas, les plus favorables résultats.

A quelle période la syphilis peut-elle être soignée à Barèges ? D'abord, jamais à la période initiale. Il m'a été donné de constater l'innocuité et même les bons effets du traitement thermal sur des accidents secondaires en pleine évolution, très rapprochés du début de la maladie, je ne conseillerai pas toutefois d'imiter cette conduite; je suis d'avis qu'il ne faut nous envoyer les syphilitiques qu'au moment où un bon traitement spécifique, préalablement suivi, aura enrayé la période active de la maladie. C'est surtout contre les accidents secondaires éloignés et les accidents tertiaires qu'on pourra, avec avantage, employer cette médication thermale énergique.

AFFECTIONS

SIÉGEANT SUR LE SYSTÈME NERVEUX

Ces affections se manifestent par de la douleur, de la gêne ou de l'impuissance fonctionnelle des muscles auxquels aboutissent les faisceaux nerveux partant des points lésés, ou des troubles nourriciers pouvant porter sur tous les tissus. La plupart du temps, elles siègent sur l'axe cérébro-spinal ; plus rarement sur les rameaux nerveux eux-mêmes.

Je commencerai par écarter de Barèges toutes les affections à siège cérébral, même les encéphalopathies. Depuis Bordeu, l'observation a démontré que les propriétés excitantes de ces eaux minérales en interdisaient l'emploi toutes les fois qu'il y avait lésion du cerveau.

Au contraire, les maladies chroniques de la moëlle et des nerfs qui en dérivent, éprouvent à Barèges les plus heureuses modifications. Si le malade est soumis d'assez bonne heure à ce traitement, la guérison est fréquente. L'influence si prononcée que présentent les eaux de cette station sur l'axe rachidien explique l'action élective qu'elles montrent sur le cordon spinal : cette action favorable est des mieux établie, et les succès qu'elles procurent chaque année, sur les affections médullaires dont je vais parler, sont nombreux et définitifs.

Il existe tout un ensemble symptomatique de phénomènes qui semble avoir pour origine, moins une lésion organique du centre spinal, qu'une irritation cutanée, ou une intoxication médicamenteuse ou microbienne. Telles sont les paralysies saturninès, celles qui surviennent à la suite des maladies infectieuses, fièvre typhoïde, diphtérie, blennorrhagie, etc., et encore les accidents myophatiques ou névralgiques imputables au rhumatisme, comme la paralysie rhumatismale de certains muscles ou les névralgies, surtout la névralgie sciatique.

Dans ces cas, l'action des eaux de Barèges est d'autant plus favorable que la non-existence de lésions centrales permet plus facilement le retour du fonctionnement normal.

La paralysie saturnine des extenseurs des

mains guérit avec facilité à ces thermes; à la condition qu'une inaction trop prolongée n'ait pas amené la dégénérescence graisseuse des muscles atteints. J'en ai observé plusieurs cas extrêmement démonstratifs : un particulièrement, et tout récent, où les extenseurs des deux mains étaient paralysés, chez un mécanicien ayant présenté tous les accidents de l'empoisonnement par le plomb. Après une cure de trente jours, les mouvements volontaires d'extension étaient revenus.

Les névralgies sciatiques d'origine rhumatismale qui sont si pénibles aux malades, tant par la douleur qu'elles provoquent, que par la gêne fonctionnelle qu'elles amènent, se trouvent très bien aussi du traitement de Barèges, à la condition qu'il soit appliqué progressivement et avec méthode pour ne pas surexciter les souffrances. Malgré même toutes les précautions prises, ces exacerbations douloureuses peuvent survenir, mais elles sont passagères. Peu à peu le calme s'établit et, souvent après une seule saison, la la névralgie disparaît. Il est nécessaire de consolider ce résultat par quelques saisons successives, le mal ayant de grandes dispositions à reparaître.

Les mêmes bons effets se font sentir dans toute une série de douleurs ou de névralgies qui n'ont d'autre cause que l'anémie. Ici c'est plus au climat qu'à la médication thermale qu'il faut attribuer le résultat acquis.

J'ai observé, pendant la période de croissance, en particulier aux approches de la puberté, et surtout chez les jeunes filles, des *paralysies de groupes musculaires* de la région *dorsale*. Cette paralysie siège d'un seul côté : le plus souvent elle occupe une des gouttières vertébrales. Dans ce cas la colonne est déviée en scoliose, la concavité du côté paralysé, par défaut d'action synergique des muscles malades et des congénères restés sains. Un des praticiens les plus distingués qui aient exercé à Barèges, le professeur agrégé Vergez, m'avait souvent fait remarquer l'efficacité de la douche n° 1 appliquée sur les muscles ainsi relâchés. La tonicité reparaît bientôt et, pour peu que l'enfant se surveille, l'attitude fâcheuse du tronc se modifie rapidement. L'appui d'un corset orthopédique bien fait ne peut qu'être utile, mais, chez les jeunes filles, il n'est rien tel que de savoir provoquer un peu de coquetterie pour aider, dans ces cas-là, au redressement du rachis.

Mais les troubles fonctionnels vraiment graves sont ceux qui ont pour cause des lésions des éléments anatomiques de la moelle ; lésions qui consistent d'abord en un simple état congestif, pour aboutir à la destruction des cellules et des tubes nerveux par suite de l'invasion du processus fibreux qui finit par remplacer la névroglie, étouffant sous sa constriction tous les éléments nerveux, et amenant cet état dur, résistant, presque tendineux, qui constitue la sclérose.

Certes, les eaux minérales, pas plus que n'importe quel procédé thérapeutique, ne peuvent élever la prétention de refaire des cellules ou des tubes nerveux : mais il existe des eaux thermales — celles de Barèges surtout — qui possèdent une action tellement marquée sur la vitalité intime du cordon spinal, que, sous leur influence, les éléments nerveux qui, bien qu'affaiblis, subsistent encore, reprennent leur énergie. Le processus scléreux s'arrête et les fonctions physiologiques de la moelle reviennent à l'état normal. C'est encore là un des côtés les plus importants de la cure de Barèges, qui n'est pas assez connu et qu'il est bon de mettre en évidence.

Ces inflammations de la moelle sont de causes diverses; elles peuvent occuper un segment transverse tout entier ou simplement une portion du cordon rachidien. Les phénomènes consécutifs à ces localisations diffèrent suivant le siège qu'elles occupent.

Les myélites chroniques totales, c'est-à-dire occupant la totalité de la moelle sur une certaine longueur, ont pour producteurs la chute sur les pieds, les coups directs sur la colonne vertébrale, avec fracture ou perforation des corps vertébraux. Comme suite immédiate de ces accidents survient une inflammation violente qui provoque la paraplégie des membres. J'ai rapporté dans un travail sur ces formes de myélite (1) deux observations probantes, et comme origine et comme résultat thermal. D'autres fois, l'influence du froid n'est pas douteuse; dans ces cas, les lésions intimes de la moelle sont souvent beaucoup plus profondes qu'à la suite du traumatisme.

Si les malades atteints de ces troubles médullaires sont conduits d'assez bonne heure à Barèges, dès que les phénomènes d'inflammation aigue ont disparu, on obtient d'habitude une amélioration rapide, avec retour du mouvement et de la sensibilité.

L'ataxie locomotrice est la suite de la localisation scléreuse sur les cordons postérieurs. Le traitement de Barèges, s'il est appliqué de bonne heure, donne de bons résultats dans cette forme de myélite. Mais ce traitement doit être conduit très délicatement, surtout chez les malades à crises douloureuses, car rien n'est plus facile que de provoquer une exacerbation de ces crises, exacerbation qui, si elle n'était promptement

(1) *Traitement, par les eaux de Barèges, des myélites et de la paralysie infantile.* Paris, O. Doin, 1887.

calmée, ne pourrait que contrarier le résultat recherché.

Les bons effets de la cure sur le *tabes dorsalis* sont surtout manifestes lorsqu'il s'agit — chose fréquente — d'une localisation syphilitique. Combiné avec l'administration de l'iodure à hautes doses, le traitement de Barèges est d'une activité remarquable sur cette forme de myélite des cordons postérieurs.

Paralysie infantile

Invasion brusque, presque toujours accompagnée de fièvre violente, paralysie de certaines masses musculaires avec diminution et même abolition de la contractilité faradique, absence de troubles de la sensibilité et de paralysie du rectum ou de la vessie : tels sont les phénomènes bien marqués, présentés par la paralysie infantile au début.

La production aussi subite de ces accidents graves porterait à croire à une cause de nature infectieuse. Cette opinion a été soutenue non sans quelque vraisemblance.

Toujours est-il que les lésions produites dans *les cornes antérieures* pendant l'accès fébrile progressent rapidement de façon à provoquer des troubles trophiques, lesquels occasionnent la perte définitive du fonctionnement des masses musculaires insensibles à l'excitation électrique. L'atrophie ne tarde pas à se manifester, portant aussi bien sur les os que sur les fibres musculaires. Les muscles restés sains, n'étant pas contrebalancés par les antagonistes, finissent par imposer au membre malade des attitudes vicieuses aussi gênantes pour le fonctionnement que difformes d'aspect, constituant ainsi une infirmité qui rendra l'existence pénible et quelquefois insupportable.

Deux traitements ont, jusqu'ici, donné des résultats utiles pour enrayer la marche envahissante de ces accidents : l'électricité et les eaux minérales, surtout les sulfureuses et particulièrement celles de Barèges. Depuis que la nature de cette affection médullaire est bien connue, c'est-à-dire depuis les travaux de Heine et la thèse de Laborde en 1864, de nombreux cas de guérison ou d'amélioration de paralysie infantile à l'aide de ces eaux minérales ont été publiés. En 1866, Le Bret lut à la Société d'hydrologie plusieurs observations de paralysie de l'enfance traitées avec succès à Barèges. Armieux, Grimaud ont aussi relaté des faits semblables. Enfin j'ai obtenu moi-même de très-heureux effets de nos eaux sulfureuses chez un grand nombre d'enfants atteints de cette myélite. J'ai rapporté tout au long, dans ce même opuscule traitant des myélites, l'histoire d'un paralytique infantile qui est des plus concluante.

Mais pour obtenir la réussite il est de toute nécessité de nous envoyer ces petits malades à une époque assez rapprochée du début de l'affection, lorsque la marche de la sclérose est encore susceptible d'être enrayée et que les phénomènes d'atrophie ne sont pas parvenus à leur maximum d'intensité. Enfin, si l'on veut arriver à un bon résultat il faudra user de persévérance. La paralysie infantile est une maladie dont les complications évoluent lentement : aussi faudra-t-il lui opposer un traitement prolongé. Comme le faisait justement remarquer Armieux, l'impatience et le découragement des familles forcent souvent le médecin à soutenir une lutte pénible : il plaide par conviction et par devoir, on n'y voit que son intérêt. C'est, ajoute-t-il mélancoliquement, une des injustices auxquelles notre profession est exposée.

C'est surtout dans la paralysie de l'enfance que l'on devra user des sources fortes de Barèges. Leur action énergique donne, dans ce cas, à cette station thermale une grande supériorité sur les stations similaires. Les bains de piscine prolongés, le bain de l'*Entrée* ont ici leur indication. Souvent on y associera dans la même journée la vieille douche du *Tambour*. Les enfants supportent à merveille un traitement aussi intensif. Chez eux, la réaction est peu prononcée et ils présentent rarement ces phénomènes de saturation, qui sont presque de règle chez les adultes, après quelques jours d'usage de nos eaux.

J'ai l'habitude, et je m'en trouve fort bien, d'associer au traitement thermal l'emploi de l'électricité, surtout les courants continus. Il semble que l'action électrique est singulièrement favorisée par l'usage concomitant de l'eau thermale.

AFFECTIONS CHIRURGICALES DES OS ET DES ARTICULATIONS

En étudiant les localisations du lymphatisme sur les os et les articulations, j'ai déjà fait voir l'action que possédaient les eaux de Barèges sur les lésions de cette nature. Elle est tout aussi manifeste sur les affections osseuses ou articulaires de cause accidentelle, infectieuse ou traumatique. L'ostéomyélite, les abcès sous-périostés d'origine bactéridienne, amènent la mortification d'une portion plus ou moins grande de tissu osseux, comme il en survient après un traumatisme lorsqu'une esquille détachée de l'os est retenue dans le foyer d'une fracture. Cette partie nécrosée jouera dans l'organisme le rôle d'un corps étranger : elle entretiendra une suppuration prolongée à laquelle servira d'issue une fistule permanente ou à ouverture intermittente.

Les projectiles, les corps étrangers de toute sorte retenus dans l'intimité des os provoquent les mêmes accidents, et il y a lieu d'assimiler leur action à celle des séquestres osseux.

Ces suppurations interminables constituent une infirmité pénible et deviennent à la longue une cause d'affaiblissement et de déchéance organique qui peut offrir de graves inconvénients. Lorsque l'élimination de ces séquestres ou corps étrangers ne survient pas d'elle-même, on a, d'habitude, recours à l'intervention chirurgicale. Ainsi que je l'ai fait remarquer au sujet des mortifications osseuses provoquées par la scrofulose, l'intervention chirurgicale, même la mieux dirigée, n'est pas toujours suivie de succès quand elle s'attaque à un os malade. Comme je le disais plus haut, il n'est pas toujours loisible au chirurgien le plus exercé de fixer le point exact où le tissu osseux est parfaitement sain : il y a des troubles de nutrition et d'innervation intimes des tissus organiques qui échappent à nos procédés d'examen. C'est pour cela que tant de porteurs de lésions osseuses, inscrits sur les statistiques comme définitivement guéris à la suite de l'opération, ont vu quelques mois après une poussée nouvelle se produire au point lésé, un abcès se former et enfin un trajet fistuleux se rétablir.

Les eaux de Barèges portant leur activité sur la vitalité même des éléments anatomiques, procurent des résultats définitivement acquis. Elles agissent lentement, mais sûrement, et, lorsque les séquestres sont éliminés, le tissu environnant est bien vivant et n'a plus de tendance à la nécrobiose.

Cette propriété expulsive toute spéciale est connue depuis longtemps. Au siècle dernier le chirurgien anglais Christofer Meighan cite de nombreux exemples de séquestres, d'esquilles, de balles, de débris de vêtements, etc., qui, retenus dans l'organisme, entretenaient une suppuration continuelle et qui furent expulsés par l'action seule de ces eaux énergiques, amenant ainsi une guérison définitive.

Le *Journal de Barèges*, de Bordeu, renferme une énumération fort longue de faits de ce genre et Lomet, envoyé à Barèges par le Comité de Salut public afin d'étudier les moyens à employer pour bien aménager les eaux thermales de cette station, proposait d'établir dans le temple qu'il y voulait élever « à la Nature bienfaisante, » un autel bien en évidence sur lequel on placerait les esquilles, les balles et les débris de toute sorte dont ces eaux puissantes auraient débarrassé les blessures « des glorieux défenseurs de la Patrie. »

Enfin, tous les divers auteurs qui depuis ont écrit sur Barèges, Balard, Duplan, Le Bret, Armieux, Grimaud, Rochard, etc., ont cité des exemples sans nombre de cette puissance expulsive de ces eaux thermales. Du reste, il n'est pas un praticien, ayant exercé quelque temps auprès de ces thermes, qui n'ait pu réunir une abondante collection de séquestres ou de corps étrangers divers expulsés pendant la cure ou quelque temps après le retour des eaux. Les sept ou huit années qui suivirent la guerre de 1870 furent particulièrement favorables pour ce genre de récolte.

J'ai moi-même, dans ma pratique barégeoise de quinze ans passés, relevé de nombreux cas de maladies osseuses où cet heureux effet a été obtenu par la seule action des eaux de Barèges. J'ai rapporté tout au long dans les annales de la Société d'hydrologie une observation d'ostéomyélite généralisée chez une petite fille de cinq ans, qui arriva à Barèges dans un état désespéré et qui en repartit, après deux saisons de 30 jours chacune, laissant dans un tiroir de mon bureau une bonne partie de son squelette, particulièrement un débris de péroné de 16 centimètres de long. J'ai observé tout récemment la sortie, après le retour de Barèges à la suite d'une saison prolongée, d'une balle de revolver ayant séjourné six ans dans l'omoplate, et il me serait facile de multiplier les citations de faits de cette nature.

L'immobilisation prolongée des membres à la suite des fractures ou des luxations amène de graves désordres dans la nutrition des muscles et des articulations condamnés ainsi à l'inaction. Il survient de l'atrophie musculaire, des adhérences tendineuses, de la raideur articulaire, quelquefois même de l'ankylose fibreuse.

Le traitement de Barèges rend de très-grands services dans ces cas pour rétablir le libre fonctionnement des membres. Le massage bien appliqué sera d'un grand secours pour aider au résultat.

Les suites fâcheuses d'une fracture peuvent porter sur le cal lui-même qui reste volumineux, gênant le mouvement ou la circulation veineuse, souvent comprimant des filets nerveux et, par suite, provoquant de la douleur. Ces cals gros et douloureux s'améliorent rapidement sous l'action de nos eaux. Il est toutefois prudent de ne pas les traiter trop hâtivement; l'expérience ayant montré qu'il ne fallait pas conduire à Barèges des fractures vieilles de moins de trois mois.

La plupart de ces suites fâcheuses de fractures et luxations sont dues à l'usage adopté de l'immobilisation prolongée. Le traitement par le massage et la mobilisation mis en honneur par

Lucas-Championnière, et qui a donné de si beaux résultats entre les mains de cet habile chirurgien, mettra dorénavant les malades à l'abri de ces déplorables complications.

HERPÉTISME ET MALADIES DE PEAU

Le lymphatisme, ainsi que cela a été dit plus haut, prédispose à certaines manifestations cutanées que j'ai passées en revue : comme l'eczéma impetigineux, le lupus, le lichen agrius, les ulcérations ou scrofulides. J'ai insisté sur l'action tout particulièrement bienfaisante des eaux de notre station sur ces lésions de la peau à tendances généralement graves. Cette activité curative se manifeste aussi énergiquement sur une toute autre catégorie de dermatoses que je comprendrai sous la désignation de *herpétiques*.

Je ne veux pas entrer ici dans une discussion de doctrine. Je m'en tiendrai à admettre chez les malades prédisposés aux manifestations cutanées dont je vais parler, un fond constitutionnel dénommé *herpétisme,* qui est : « Une maladie constitutionnelle essentiellement héréditaire, non contagieuse, caractérisée par des désordres dynamiques des trois grandes fonctions nerveuses et des lésions trophiques des téguments, des systèmes locomoteur et sanguin. » (E. LANCEREAUX, *Traité de l'herpétisme.)*

Les dermatoses herpétiques se rencontrent en grand nombre à Barèges et sont très-avantageusement modifiées par le traitement qu'on leur applique à l'aide de ces eaux minérales. C'est surtout dans la cure de ces affections cutanées que l'on apprécie l'avantage que présente cette station de nous offrir une série de sources possédant une action progressive d'énergie, grâce à laquelle il est possible d'arriver à un bon résultat tout en ménageant la disposition irritable de la maladie et la nervosité du malade.

On ne peut traiter à Barèges que les manifestations cutanées de l'herpétisme présentant un caractère bien net de chronicité. Ces herpétides sont sujettes à des exacerbations fréquentes, pendant lesquelles il faut éviter de les soumettre au traitement thermal : il est nécessaire d'attendre que ce réveil de l'acuité soit calmé.

Ces maladies de la peau se présentent sous trois formes distinctes.

Elles sont :

PAPULEUSES : *Urticaire chronique, lichen.*
SQUAMMEUSES : *Pityriasis, psoriasis.*
VÉSICULEUSES : *Eczéma, acné.*

Urticaire chronique. — Elle se présente sous l'aspect de papules rosées ou blanchâtres, de plaques arrondies, échancrées ou allongées. Ces plaques sont disséminées plutôt que confluentes, accompagnées d'un gonflement œdémateux des régions pourvues d'un tissu conjonctif lâche. Elles s'accompagnent d'un prurit excessif qui enlève tout repos au malade. Ces éruptions procèdent par poussées successives de courte durée, se montrent particulièrement le soir ou dans la nuit et se reproduisent avec une opiniâtreté désolante durant des mois, des années, et peuvent même exister toute la vie.

Cette dermatose se traite avantageusement à Barèges, surtout à l'aide des sources faibles et spécialement celle de Barzun. J'en ai observé, il y a peu, un cas très remarquable chez un courtier en vins qui en était arrivé, par suite des démangeaisons terribles qu'il éprouvait pendant la nuit, à ne plus avoir de sommeil : de là un état nerveux surexcité avec tendance au désespoir. Sous l'influence du traitement de Barzun, le calme se rétablit progressivement; deux saisons prolongées ont fait disparaître cette fâcheuse disposition à l'éruption ortiée.

Le *lichen*, comme l'urticaire chronique, est de nature nerveuse, tout aussi tenace et occasionnant des démangeaisons aussi violentes. Comme celle-ci, il demande à être traité par les sources les plus faibles. Du reste, on ne peut guère espérer qu'un soulagement momentané, vu la tendance exagérée à se reproduire que possède cette affection cutanée.

Le *pityriasis* n'est pas, par lui-même, une dermatose grave : mais il est dans quelques cas une cause de grande fatigue, par les démangeaisons qu'il occasionne. Il présente aussi des inconvénients sérieux quand il siège sur la face et le cuir chevelu.

Cette herpétide est traitée avec succès à Barèges. Si elle est localisée sur le cuir chevelu, le malade devra éviter de plonger la tête dans l'eau minérale; manœuvre qui pourrait occasionner chez lui de sérieuses complications.

Le *psoriasis* est une des manifestations les plus communes de l'herpétisme. Il se rencontre sur toutes les parties du corps, mais tout particulièrement sur les régions des coudes, des genoux, à la partie antérieure de la tête et la racine des cheveux. Les plaques psoriasiques sont distribuées le plus souvent d'une façon symétrique, même lorsqu'elles couvrent une vaste surface. Elles sont le siège d'un prurit généralement peu intense qui cependant s'exagère quelquefois pendant la nuit et peut devenir insupportable.

Bien qu'il n'altère pas la santé générale, le psoriasis n'en constitue pas moins une infirmité désagréable, repoussante même quand il siège à la tête, infirmité contre laquelle bien des traitements ont été essayés. Les applications topiques arrivent assez à faire disparaître momentanément les poussées squammeuses. Mais la maladie possède une disposition marquée à la récidive, surtout aux changements de saison. Quand elle s'est localisée sur la paume des mains ou la plante des pieds, elle est tout particulièrement tenace.

Les eaux sulfureuses fortes, et surtout celles de Barèges, sont indiquées contre les éruptions psoriasiques. Le peu de tendance qu'elles possèdent à l'exacerbation permet d'employer un traitement énergique à l'aide des sources fortes.

On ne peut, dit Hardy, guérir le psoriasis. Mais à l'aide des eaux de Barèges, suffisamment employées, j'ai vu se produire, sinon des guérisons, du moins des améliorations telles que les poussées psoriasiques sont devenues très rares et très peu confluentes. Bien entendu que pour maintenir cet heureux résultat, il est nécessaire que le malade ait recours de temps en temps à la médication interne et surtout se soumette à un régime alimentaire approprié.

L'*eczéma* est certainement la dermatose que l'on rencontre le plus communément, non seulement à Barèges, mais encore dans la plupart des stations thermales. Très fréquente chez les lymphatiques, cette affection se distingue chez les herpétiques par un prurit intense, une circonscription habituelle et un état de sécheresse relative. Elle coexiste en général avec des bronchites, de l'asthme, de la dyspepsie, etc., qui sont autant de manifestations du même état général, et non des métastases d'une répercussion dartreuse. (Lancereaux.)

L'éruption eczémateuse se rencontre dans les différents points du tégument externe : mais de préférence à la partie antérieure ou interne des membres où la peau présente une grande finesse et dans les régions qui sont le siège d'une transpiration abondante comme les régions des mamelles, des oreilles, de l'anus, du scrotum, etc. Quand il occupe l'orifice anal ou vulvaire, ou le scrotum, il se complique d'un prurit souvent d'une violence extrême. Quels que soient le lieu et l'assistance, rien, ni les convenances, ni la pudeur, ne peuvent arrêter, chez les malheureux atteints de cette éruption localisée, le besoin irrésistible de se gratter.

L'eczéma peut même envahir la totalité de la surface cutanée. C'est ainsi que mon ami le docteur C., de la Dordogne, est venu se traiter à Barèges d'un eczéma qui le recouvrait tout entier, *a capite ad calcem*. Je m'empresse d'ajouter que, à sa grande satisfaction, mon excellent confrère se débarrassa de son éruption et qu'il repartit absolument net.

Le traitement de l'eczéma herpétique, par nos eaux minérales, demande une certaine circonspection et doit varier d'intensité suivant l'état local et aussi suivant l'état général du malade. Généralement, surtout si le prurit est intense, et s'il y a de la propension à l'exacerbation, ce sont les sources faibles qu'on emploie au début. Malgré cela, il n'est pas rare de voir les plaques, même sèches, éprouver une poussée, qui du reste est de bon augure. Les anciens médecins prétendaient qu'une affection chronique ne pouvait guérir à Barèges qu'autant que l'action de ces eaux l'aurait ramenée à l'état aigu. Ce qui se produit pour l'eczéma semble leur donner raison.

Si la cure est bien conduite, prolongée d'une manière convenable et renouvelée en temps voulu, l'eczéma guérit très souvent à Barèges. Il guérit même radicalement, sans manifestations ultérieures. Certains malades redoutent l'apparition de phénomènes de répercussion viscérale à la suite de la disparition de leur eczéma. Je n'en ai, pour ma part, jamais observé. Mais j'ai noté bien des fois qu'une poussée eczémateuse provoquée chez des personnes qui souffraient de névralgies, d'asthme, de catarrhes, faisait disparaître ces accidents aussitôt qu'elle se manifestait. C'est à la sagacité du médecin de savoir bénéficier de cette action perturbatrice de nos eaux pour débarrasser ainsi certains herpétiques de quelques fâcheuses manifestations diathésiques.

L'*acné* siège presque exclusivement au visage, dans le dos et sur la poitrine. Elle est commune chez les herpétiques et se manifeste au moment des grands changements physiologiques, la puberté et la ménopause, principalement lorsque le système nerveux se trouve surexcité (1). Elle est généralement pustuleuse et ponctuée chez l'homme; étendue et indurée chez la femme (couperose). L'acné simple guérit facilement à Barèges; du reste il est rare, chez l'homme, qu'elle persiste jusqu'à l'âge mûr. L'acné *rosacea*, demande un traitement plus long et plus compliqué. D'ailleurs son évolution est soumise aux variations que peuvent lui imprimer les circonstances occasionnelles qui en ont provoqué l'apparition.

Je ferai rentrer parmi les manifestations de l'herpétisme les *ulcères variqueux* que l'on rencontre fréquemment à nos Thermes. La produc-

(1) Bien que l'acné soit très répandue en Orient, le Dr Riegler, qui a habité Constantinople pendant 12 ans, dit qu'il l'a très rarement observée chez les eunuques. (Lancereaux.)

tion des dilatations variqueuses est attribuable, sans doute, à la fatigue et à la station debout prolongée. Mais pour qu'elle survienne il est nécessaire qu'il existe une prédisposition, ainsi que cela se rencontre dans l'herpétisme, où les lésions des tuniques veineuses sont si communes.

Les ulcères variqueux, même compliqués d'eczéma chronique, comme il arrive si souvent, guérissent bien et rapidement sous l'action du traitement de Barèges. Pour favoriser la cicatrisation, il est nécessaire d'astreindre les malades à garder le repos avec les jambes élevées. La guérison est plus lente à se produire quand l'ulcère est très ancien et que les poussées successives de périostite ont hypertrophié le tibia sous-jacent; j'ai constaté souvent, néanmoins, des réparations cicatricielles avec production importante de points épidermiques sur de vieilles surfaces ulcérées ayant résisté à tout autre traitement.

Pour maintenir le résultat acquis, il est utile de conseiller, surtout aux personnes que leurs occupations astreignent à rester longtemps debout ou à faire quotidiennement de longues courses, de faire usage d'un bas élastique convenablement serré.

AFFECTIONS DIVERSES

Un certain nombre d'affections qui ne peuvent rentrer dans les grands cadres nosologiques que je viens de parcourir se rencontrent encore parmi la clientèle barégeoise ; je vais les énumérer successivement par ordre d'importance.

D'abord l'*anémie* et la *chlorose* qui guérissent si facilement et si vite dans notre station, beaucoup moins sous l'influence du traitement hydrothérapique et même thermal que sous l'action du climat et de l'altitude.

La *métrite chronique* avec leucorrhée persistante est fort commune dans le tempérament lymphatique. Nous la traitons donc incidemment à Barèges. Mais il est d'usage d'envoyer à Saint-Sauveur les maladies utérines. Je dois cependant dire, sans vouloir en quoi que ce soit contester à cette station sœur la spécialisation qu'elle a justement acquise, que j'ai vu traiter très avantageusement à *Barzun* les lésions de matrice qu'on a l'habitude de diriger à Saint-Sauveur.

J'assimilerai à ces leucorrhées chroniques les *écoulements uréthraux persistants* qui existent chez certaines personnes alors que les gonocoques ont disparu depuis longtemps des liquides excrétés par le méat urinaire. Ces écoulements, que rien ne peut tarir, doivent toujours faire penser à un fond diathésique offrant un terrain favorable au micro-organisme qui les entretient. J'ai vu fréquemment ces pertes blanches uréthrales, qu'il ne faut pas confondre avec la *goutte militaire,* guérir radicalement à l'aide de la boisson, des bains et de la douche périnéale. Au début du traitement l'écoulement devient plus abondant, plus épais, presque purulent, peu à peu il diminue et finit par disparaître.

Je parlerai également du *testicule tuberculeux* que j'ai eu l'occasion, à maintes reprises, de soigner avec succès à l'aide de nos eaux. Pendant la dernière saison thermale, j'observais encore un homme de trente-huit ans qui venait consolider la guérison d'un trajet fistuleux siégant sur le testicule gauche. Les circonstances diverses qui avaient accompagné la production de la fistule ne laissaient aucun doute sur la nature de la maladie. Grâce à deux saisons successives, cet homme a vu son testicule guérir et a pu ainsi éviter l'ablation, qu'un chirurgien éminent lui avait indiquée comme indispensable.

L'*ichthyose* est une dermatose congénitale. Néanmoins, sous l'action si énergique des eaux de Barèges sur la peau, on voit les écailles tomber et être remplacées par un épiderme de bon aspect. Cette amélioration est durable, ainsi que j'ai pu l'observer bien des fois. J'ajouterai même que de pareils résultats ne peuvent guère être obtenus qu'à l'aide de sources aussi actives que celles de notre station.

Cette suractivité vitale donnée à la peau par le traitement de Barèges finit par enrayer la marche de la *sclérodermie*, ainsi que j'en ai relevé une observation des plus probantes chez une jeune femme que m'avait adressée mon distingué confrère, le docteur L., de Pau.

III

CONTRE-INDICATIONS

Si, lorsqu'on soumet au traitement de Barèges des affections qui sont justiciables de cette cure, on est à peu près certain d'obtenir un effet favorable, on s'expose, non seulement à l'insuccès, mais encore à des complications graves en envoyant à ces Thermes des maladies ou des états généraux que l'expérience a reconnus comme devant en être éloignés. On se rend donc aussi utile au malade en le détournant de ces eaux lorsqu'elles doivent lui nuire, qu'en les lui conseillant quand il doit en retirer le soulagement ou la guérison.

Déjà, dans le courant de ce travail, j'ai insisté sur certains états qu'il fallait éloigner de Barèges ou qui nécessitaient l'interruption momentanée du traitement. Voici l'énumération des contre-indications à l'emploi de nos eaux.

On doit absolument éloigner de Barèges :

1° *L'état aigu.*

Une maladie, de quelque nature qu'elle soit, ne doit *jamais* être traitée à Barèges que lorsque la phase d'acuité sera passée.

2° *Les enfants jusqu'à l'âge de quatre à cinq ans.*

L'action excitante de nos eaux peut amener chez les tout petits enfants des troubles nerveux graves, même des convulsions.

3° *La goutte sous toutes ses formes et à toutes les périodes.*

J'ai déjà insisté sur l'action nocive des eaux sulfureuses fortes, et de celles de Barèges en particulier.

4° *Les maladies cérébrales, soit localisées, soit fonctionnelles.*

Elles s'aggravent presque toujours sous l'influence du traitement.

5° *Les manifestations cancéreuses.*

6° *Les dispositions aux hémorrhagies* comme dans la tuberculose pulmonaire à marche rapide, les maladies de l'estomac, l'hémophilie, etc.

7° *Les lésions graves du cœur et des gros vaisseaux.*

J'entends par là les lésions qui ont amené les rétrécissements ou les ensuffisomes valvulaires, les anévrismes et l'athérome menaçant. Quand les dépôts fibrineux, suite d'un rhumatisme aigu, ne font que gêner le fonctionnement des valvules du cœur, le traitement de Barèges est au contraire indiqué.

8° *Les maladies des reins, de la vessie, du foie,* et, en général, de tous les viscères abdominaux, sauf l'utérus.

9° *L'état hectique* chez les malades atteints de vastes suppurations.

10° *Les névroses convulsives,* l'épilepsie, l'hystérie, etc.

11° *Certains états de nervosisme exagéré,* constitutionnels ou acquis, comme dans l'alcoolisme.

L'excitation si marquée que produisent nos eaux exaspère ces malades irritables. Mais, en pareil cas, c'est affaire d'appréciation du médecin. Ainsi la *neurasthénie* se trouve à merveille du séjour dans notre station.

Ainsi donc, les contre-indications au traitement de Barèges sont nombreuses. Je ne saurais trop insister sur l'importance qu'il y a d'en tenir grand compte avant de se décider à diriger un malade sur cette station thermale.

TABLE DES MATIÈRES

www.ingramcontent.com/pod-product-compliance
Ingram Content Group UK Ltd.
Pitfield, Milton Keynes, MK11 3LW, UK
UKHW021156260726
13994UKWH00001B/487

9 782329 115450